捧 读

触及身心的阅读

好好睡觉

日本五大睡眠师的超级睡眠法

叶惠子◎著

SLEEP TIGHT

贵 州 出 版 集 团
贵州人民出版社

图书在版编目（CIP）数据

好好睡觉：日本五大睡眠师的超级睡眠法 / 叶惠子
著. —— 贵阳：贵州人民出版社，2024.1

ISBN 978-7-221-18006-3

Ⅰ.①好… Ⅱ.①叶… Ⅲ.①睡眠－基本知识 Ⅳ.
①R338.63

中国国家版本馆CIP数据核字(2023)第207581号

HAOHAO SHUIJIAO：RIBEN WUDA SHUIMIANSHI DE CHAOJI SHUIMIANFA

好好睡觉：日本五大睡眠师的超级睡眠法

叶惠子　著

出 版 人	朱文迅	
策划编辑	张进步	
责任编辑	杨进梅	
装帧设计	仙境设计	
责任印制	刘洪鑫	
出版发行	贵州出版集团　　贵州人民出版社	
地　　址	贵阳市观山湖区中天会展城会展东路SOHO公寓A座	
印　　刷	宝蕾元仁浩（天津）印刷有限公司	
版　　次	2024年1月第1版	
印　　次	2024年1月第1次印刷	
开　　本	880毫米×1230毫米　1/32	
印　　张	7.5	
字　　数	190千字	
书　　号	ISBN 978-7-221-18006-3	
定　　价	45.00元	

序 言

为什么全世界睡眠时间最短的日本人
有如此高的工作效率和创造力？

睡眠时间约占人生的三分之一，对人类的作用不言而喻。随着科学的发展，人们越来越意识到睡眠的重要，对睡眠的了解也越来越多。但遇到睡眠问题时，仍常常找不到有效的解决方式。有调查显示，中国有半数的人都有或多或少的睡眠问题，其中中产阶层中有超过八成的人受睡眠问题的困扰。

一个人一天究竟要睡几个小时才算睡眠充足？最佳的睡觉和起床时间是几点？人为什么会失眠？睡不着的时候应该怎么办？每天都觉得睡不够就是睡眠不足吗？人为什么会做梦？做梦到底意味着什么？……每一个问题的背后都蕴藏着非常多的信息，而且有的问题并不存在一个绝对的答案。

一直以来，人们认为白天工作，夜里睡觉是理所当然的事。然而随着生活节奏的加快、工作压力的增加，有些人因为客观因素不得不放弃安稳有规律的睡眠，有些人因为不良的睡眠习惯而让自己的睡眠质量日渐下降，最后导致生物钟紊乱，睡眠也出现大问题。

夜里睡不着、睡不踏实、早上醒不了、白天打瞌睡……睡眠专家将这些症状统称为睡眠障碍。科学研究证明，睡眠障碍正在损害着人们的身体健康，很多慢性疾病如心脏病、焦虑症、2型糖尿病等，都与睡眠障碍有关。同时，这些疾病又会影响睡眠的质量，形成恶性循环。

只有重视并解决睡眠问题，才能让我们更好地享受人生。此书正好可以帮助大家养成健康的睡眠习惯，走出睡眠误区，掌握助眠和快眠的好方法，提高睡眠质量，让睡眠变得更加高效，更加有益于身心。

为什么这本书的主题是"日本睡眠师"教你好好睡觉，而不是别的国家的呢？因为日本人正面临着社会阶层的定型，在大企业工作的压抑、社会机会渐渐变少等压力日益严重，同样是亚洲国家，日本人比中国人的压力大得多。美国和澳大利亚专家对世界多个国家居民的平均睡眠时间进行了大规模调查，结果发现日本人的平均睡眠时间最短，只有7.27小时，阿根廷人的平均睡眠时间最长，长达10.26小时。但是，为什么全世界睡眠时间最短的日本，却有着惊人的发明创造力？在日本的公众场合很少见到精神萎靡的人，从街边咖啡店的员工到大公司职员都给人精神饱满的感觉，甚至有的人已经头发花白，还在社会岗位上忙碌，并且依然神采奕奕。原因就在于日本社会很早就重视睡眠质量这个问题，并涌现出了很多专门研究睡眠问题的专家，他们在提升日本人的睡眠质量方面做了大量的研究。每位专家的研究都比较深入、专一，他们的研究在日本乃至世界其他国家实践，帮助睡眠障碍人群获得了良好的睡眠。

本书的前5章通过内田直、三桥美穗、福辻锐记、高田明和、樱井武五位日本顶级睡眠治疗师、睡眠环境设计师、睡眠科学家近几年来睡眠研究的成果，教给大家安然入睡的简单方法。其中包括内田直对各种睡眠障碍症的研究、三桥美穗的舒眠法研究、福辻锐记对熟睡窍门的研究、高田明和对短眠和快眠的研究以及武井樱对掌控睡与醒的根本要素的研究。后3章介绍了日本其他专家和多位欧美专家提出的切实可行的睡眠方法，以及一些新鲜的与睡眠有关的小知识，同时穿插了一些有趣的小测试，让读者朋友们能够结合这些测试判断出自己睡眠的情况，从而找到最适合自己的睡眠方法。

目 录

第一章
+
内田直：带你一起了解睡眠的学问

1

第二章
+
三桥美穗：你会睡觉吗？

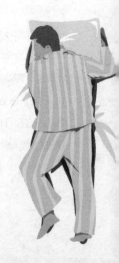

第三章

+

福辻锐记：夜晚熟睡，早起清爽

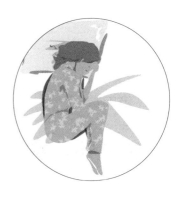

第四章
+
高田明和：想睡好，4 个小时就够了

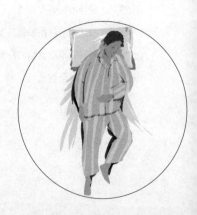

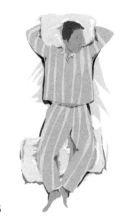

第五章
+
樱井武：是什么在掌控我们的睡与醒?

第六章
+
其他日本及欧美睡眠专家的研究

第七章

+

和睡眠有关的"冷知识"

第八章

+

你不知道的梦境的奥秘

第一章

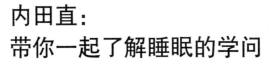

内田直:
带你一起了解睡眠的学问

内田直◎——生于1983年，毕业于日本滋贺医科大学，现任早稻田大学体育科学学院教授。医学博士、睡眠医疗认证医师。

一次完整的睡眠是怎样的？

很长时间以来，人们对"人为什么要睡觉"和"人在睡觉的时候体内都在发生着怎样的活动"有着各种各样的疑问。但是在过去，想要弄清楚人类在睡着时的状态并不是一件容易的事。直到近代，医学和脑科学变得发达，人们才开始通过监测脑波和人体各种生理指标研究睡眠。

从医学角度看，睡眠是正常脑部活动中的一个项目，想要对睡眠进行调查，必须能够对脑部活动进行监测。19世纪20年代，奥地利的精神科医师贝格尔设计了一套可以监测脑电波的电极系统。他将这套系统安置在他儿子的头上，然后将该系统与一个示波器连接。随后，示波器上显示出了节律性的电位变化，这些变化就是脑电波。贝格尔对这些脑电波进行了记录和研究，脑电图技术就此问世。此后，各种从体外监测脑部活动的方法也陆续问世。

通过监测脑电波，人们发现，人的大脑中有许多神经细胞，每个神经细胞通过借由带电离子进出细胞内进行电活动，脑电波就是对这些电活动记录的总和。如今医学上常用脑电图对许多脑部疾病进行诊断，如癫痫、脑血管疾病等。

在研究睡眠的初期，人们发现，脑电波会随着人意识的变化而产生波形变化：人在清醒时，会出现连续的 α 波和间断的 α 波，其中，间断的 α 波形占比大于50%；当人处于睡眠的第一阶段时，间断的

α 波占比会小于 50%，之后便出现起伏平坦的脑电波、涟波、单独的头顶锐波、连续的头顶锐波，以及头顶锐波和不完整的睡眠纺锤波；当人处于睡眠的第二阶段时，会出现睡眠纺锤波。只要观察者不去刺激被观察者，让被观察者一直处于平稳的睡眠状态中，就可以观察到被观察者脑中的活动情形。

以前，人们认为睡眠时只有一种状态。1953 年，人们发现人的睡眠分为 REM 睡眠和非 REM 睡眠两种，人在睡眠时，这两种状态会交互出现。REM 睡眠阶段眼球会自然且快速地转动，这种睡眠也被称为快速动眼睡眠，英文为 Rapid Eye Movement，简称 REM。通过进一步研究，人们发现，在 REM 睡眠中，不仅人的眼球会动，大脑也比较活跃，但此时身体的肌肉活动水平极低，所以这种睡眠也被认为是"身体睡眠"。这种睡眠是全部睡眠阶段中最浅的。而人在非 REM 睡眠状态期间，心跳减缓，眼球几乎不动，大脑此时处于休息状态，这种睡眠也被称为"脑睡眠"。但内田直认为，这种说法过于片面，因为在非 REM 睡眠状态时，人的身体和大脑也同时都在休息。

有人将 REM 睡眠称为浅睡眠，将非 REM 睡眠称为深睡眠，内田直认为，这种分类也不准确。实际上，在非 REM 睡眠中有四个睡眠期——浅睡期、轻睡期、中睡期和深睡期。其中深睡期的睡眠被称为深睡眠，也就是说，深睡眠不过是非 REM 睡眠中的一部分。不过，睡眠科学界通常将非 REM 睡眠中的中睡期和深睡期合称为深睡眠期。这个时期大脑会出现"睡眠慢波"的脑波，所以也被称为"慢波睡眠"，这种睡眠主要出现在睡眠的前半段。简单地说，深睡眠是人睡得最熟、最香的阶段，且在这个阶段，人难以被外面的声音打扰，也很难被唤醒。

在睡眠时，REM 睡眠和非 REM 睡眠会交替出现。通常 60~120

分钟为一个周期，更精确地说是 90 分钟为一个周期。这两种状态循环往复，每晚睡眠周期会出现 4~5 次。一个人如果作息正常，睡眠也正常，在 8 小时的睡眠时长里，深睡眠的时间为 2 小时。睡眠周期中 REM 睡眠通常出现在睡眠周期的前半段，有时只出现在睡眠一开始，持续时间甚至不超过 30 秒。但是在天亮前的睡眠中，REM 睡眠的时间会变长，可长达 30 分钟左右。REM 睡眠通常会在清晨出现，所以人们经常会在这一时间段做梦，并记住梦的内容。

由于这两种睡眠各自拥有特定的出现特点，一旦错过睡眠时间，人就很容易睡不好，所以内田直建议人们要保持规律的睡眠时间和良好的睡眠习惯。比如，一个人清晨 5 点去睡觉，那么按照 REM 睡眠会较多出现在清晨的特点，他在这一时期会产生大量的 REM 睡眠。问题来了，按照惯例，非 REM 睡眠也会在这一时期产生，多半出现于睡眠开始的非 REM 睡眠怎么办？于是两种睡眠就会产生冲突，互相抑制，导致自然睡眠无法形成。并且以梦通常会出现在 REM 睡眠阶段的规律来看，在这种情况下人有可能会刚入睡就开始做梦，此时就容易做一些被巨人抓住、被拗断脖子等噩梦，而影响人的睡眠。

生物钟是个什么钟？

有人会问，按照上面的说法，那么经常需要轮班、倒班的人应该睡不着才对。可是，为什么生活中有许多这样的人睡得很好——回到家一躺下就马上睡着了。对于这个疑问，内田直说，经常需要轮班和倒班的人的睡眠其实是有问题的。轮班、倒班会扰乱人体的生物钟，让人即使在有良好睡眠环境的情况下也无法正常入睡，并在醒来后感到疲劳、精神不振等。

生物钟是生物体生命活动的内在节律，是一直存在于生物体内的"时钟"。最早发现生物钟的是 20 世纪初的德国内科医生威尔赫姆·弗里斯和奥地利心理学家赫尔曼·斯瓦波达，但"生物钟"这个名字直到 20 世纪中叶才出现。

一般认为，人的体内有两个时钟，一个控制人体温度的变化以及褪黑素的分泌，另一个控制人在固定的时间入睡和醒来的时间。当我们说一个人生物钟发生了紊乱时，往往指的是后一种。

因为生物钟的存在，人会在固定的时间醒来和睡去。但并不是所有人的生物钟都是 24 小时，有些人的生物钟会长于 24 小时。那么，他们为何仍然能够按照 24 小时的作息时间生活呢？这是因为他们受到了授时因子的作用。授时因子并不是特定的某种因子，而是对一系列能够让"拥有 25 小时生物钟的人适应 24 小时生活节律"因素的统称，授时因子包括环境因子、社会因子、饮食运动因子等。比如，一个拥有 25 小时生物钟的人在白天接受了强烈的光照，那么他的生物节律就会提前偏移，使他适应生物钟是 24 小时的人的生物节律。

如果对上面的内容感到难以理解，试着想一下人类的进化史。在进化过程中，太阳每天东升西落，根据适者生存的说法，想要生存下去，就必须适应太阳升落的时间。在太阳升起时苏醒，太阳落下后入睡，这样，便能渐渐形成适应自然的生物钟。

内田直认为，人要顺应生物钟的规律养成夜间睡眠的习惯。只有在拥有以 24 小时为周期的节律变化——即构成夜间入眠的机制——才能睡得好。否则，即使睡着了，睡眠的质量也很差。

褪黑素

由哺乳动物和人类的松果体产生的胺类激素，能够使产生黑色素的细胞发亮，因而命名为褪黑素。它的分泌是有昼夜节律的，可以诱导自然睡眠。

松果体对太阳非常敏感，当阳光照射时，松果腺体会受到抑制，分泌出的褪黑素变少；当太阳强度降低时，松果腺体会兴奋，分泌出的褪黑素变多。褪黑素分泌减少，会影响人的正常睡眠。

神奇的 90 分钟睡眠周期

研究发现，REM 睡眠与非 REM 睡眠的周期通常为 90 分钟。当一个人入睡后，如果没有其他外界干扰，他基本会在 90 分钟的倍数时间醒来。

哈佛大学的睡眠研究小组做过一个实验：他们召集了一批志愿者，在屏幕上向他们展示快速变换的图案，并要求他们记住其中的某些图案，看完后，将志愿者分为三组，第一组可以享受 90 分钟的休息，第二组不能休息，第三组可以享受整晚的休息。10 小时后，对这些志愿者再测试，发现休息 90 分钟的志愿者比没有休息过的人对图案的记忆更好——和整晚休息的人一样好。这个实验虽不足以说明睡 90 分钟的倍数时间是保证人们优质睡眠的决定性因素，但可以证明，睡眠时间的长短并不是决定人醒来后是否清醒的决定因素。

一些研究发现，在 90 分钟的睡眠中，人会先出现 65 分钟的非 REM 睡眠，之后进入 20 分钟的 REM 睡眠，最后 5 分钟是非 REM 睡眠。还有的研究发现，那些看上去虽然没有睡满规定时间却精力充沛的人，他们睡眠的时长刚好接近 90 分钟的倍数。可见，在其他条件相同的情况下，睡眠周期时长的倍数时，人的睡眠质量会更好。在睡眠周期中时，如果此时睡眠被中途打断，人就会感到疲惫，好像还没睡醒，或者醒来之后头脑仍然昏沉。据此，有人提出，只要睡眠时间为 90 分钟的倍数，就可极大地改善睡眠质量。

　　如何才能测出自己的睡眠周期呢？这其实并不容易，因为人在睡着之后，无法感知到自己的睡眠状态，也没有时间概念。如果刻意控制睡眠时间，就会影响睡眠，甚至让自己失眠。所以，想要靠自己测出 90 分钟的睡眠周期是不现实的，除非借助仪器的力量。

　　如果身边没有可以进行专门测试的地方，我们也可以根据自己入睡的时间和起床的时间估测自己的睡眠周期。小睡的时间也可以作为检测睡眠周期的标准，比如你中午 12 点睡着，醒来时发现是下午一点半，那么就说明你的睡眠周期为 90 分钟。

　　如果睡眠周期不是 90 分钟怎么办？内田直认为，并不需要在这件事上过分介意。不同人的睡眠周期各不相同，并且会随着年龄的变化而不断变化。睡眠周期为 60~120 分钟都正常，不需要强迫自己按照 90 分钟的睡眠周期去睡觉。

4.

为什么年轻人熬夜，老年人早起？

人们常说，老人醒得早属正常现象，要想了解其中的原因，我们要先了解影响睡眠的几个因素。

1982年，匈牙利裔瑞士科学家亚历山大·鲍勃利提出了一个有关睡眠调节的理论：人的睡眠是由体内睡眠/清醒平衡系统和昼夜节律系统（生物钟）决定的。睡眠/清醒平衡系统与基底前脑区有关，基底前脑区的活动能够让人在清醒时增加睡意，到晚上，睡意达到高峰。等到了人入睡之后，它又会让人不断变得清醒，并在早上醒来。昼夜节律系统则主要由视交叉上核调节，会使身体根据当地的昼夜进行生理和行为上的调整，我们常说的"倒时差"就是由昼夜节律系统调节。

相比年轻人，老年人的睡眠/清醒平衡系统运作不够好，即使到了晚上，他们的睡意也不够，所以在上床之后不会马上入睡，而是需要酝酿一段时间。另外，由于睡得不深，他们在睡着之后很容易醒，于是到了白天，他们非常容易困倦，需要靠午睡或者频繁地打盹儿补觉。这些白天的小睡时间过多，反过来又会影响夜间的睡眠，如此往复，造成恶性循环。

昼夜节律系统失调也是导致老年人睡眠减少的重要原因。研究发现，体温、褪黑素和皮质醇这三项也会大大影响昼夜节律系统，这三项在老年人身上要比在年轻人身上提前1个小时左右发挥作用。

也就是说，健康的老年人会比年轻人提前1个小时左右感到困，也会比年轻人提前1个小时左右开始清醒。由于影响人昼夜节律的一个重要因素是光照，所以有研究认为，老年人长时间待在室内，接受的光照过少，这也导致自身的昼夜节律会受到影响。

此外，身体不便、尿频等生理问题也会很大程度影响老年人的睡眠。除了生理因素，导致老年人睡眠减少的还有病理因素，比如阻塞性睡眠呼吸暂停、周期性肢体抽动障碍之类的睡眠障碍，或者慢性疼痛、心血管疾病、神经系统疾病等。

经研究，20岁左右的年轻人会出现深层睡眠，也就是前文提到的慢波睡眠；相比之下，40岁左右的人的深层睡眠时间会变短；等到六七十岁时，人就几乎没有深层睡眠了。而且，年龄越大，夜间接近清醒状态的次数就越多，这也是老年人夜间常常睡不安稳，只要有一点儿声音就会醒来的原因。很多60多岁的老人常常抱怨自己特别容易醒，睡眠质量降低。为了整夜安睡，他们开始服用安眠类的药物，时间长了，药物的疗效变差，他们仍要忍受夜晚多次醒来的折磨。同时，安眠药所产生的副作用也会对身体产生伤害，比如因服用药物导致肌肉松弛，上厕所时跌倒等。目前没有确切的研究可以证明老年人需要几个小时的睡眠。美国抗癌协会的研究表明，每晚平均睡7~8小时的人的寿命最长。不过，阿尔茨海默氏症协会公布的数据显示，老年人的睡眠时间保持在5.5~7个小时就可以延缓大脑衰老。

如果老年人想要拥有质量高一些的睡眠，内田直建议，保持健康的生活方式。比如，适当做些运动，白天多出门晒太阳等。做运动和晒太阳是最简便、实惠的助眠疗法。因为做运动能够促进食欲，并会让人的情绪变开朗，大大减少患抑郁症的可能；晒太阳能够促进褪黑素的分泌，这都可以改善睡眠质量。睡得少一些并不可怕，只要放松心情，不过分紧张，就不会对身体造成太明显的伤害。如果整夜睡不好，而且早上起来特别疲惫，就需要去看医生了。

　　睡眠减少对于老年人来说是正常现象。可是，为什么很多青年人的睡眠时间也越来越少了呢？导致青年人睡眠时间减少的主要原因是睡眠时间不对。很多青年人因为工作、学习等各种原因，晚上入睡晚。到了周末，有了自己的时间，更是不愿意早睡，要么和朋友出去玩通宵，要么在家中看电影到第二天凌晨。也就是说，青年人少睡大都是主观因素造成的，是他们的爱好。并不是他们不需要睡眠，而是他们主动放弃了睡眠时间，进而影响了睡眠质量。

　　内田直不建议年轻人熬夜，因为熬夜会扰乱人体的生物钟，影响睡眠，并且导致人体免疫力下降，引发各种疾病。

TIPS

　　视交叉上核是哺乳动物最重要的昼夜节律起搏器，它调整着哺乳动物一系列生理行为和活动，有"昼夜节律生物钟"之称。

白天睡得多可能是呼吸中止症

白天睡得多，一定是晚上睡眠时间不足吗？并非如此。导致白天睡得多的原因之一是夜间睡眠质量不好，而导致夜间睡眠质量不好的一个原因则是睡眠相关呼吸障碍。

睡眠相关呼吸障碍是一种常见的睡眠障碍，最常见的是睡眠呼吸中止综合征。睡眠相关呼吸障碍可分为中枢性睡眠呼吸中止综合征、阻塞性睡眠呼吸中止综合征、睡眠相关换气不足/低氧血综合征、因身体疾病引起的睡眠相关换气不足/低氧血症，以及其他睡眠相关呼吸障碍。

什么是睡眠呼吸中止综合征呢？简单来说，睡眠呼吸中止综合征的主要表现为：起床时感到头很沉重、头痛、喉咙痛；白天总感到疲倦，专注力低，想睡觉；性欲低，男性出现阳痿；情绪低落，心情忧郁；睡觉时会出现打鼾及呼吸中止的情况；睡眠中途会醒来，或夜间频繁起床上厕所。

目前社会上有睡眠呼吸中止综合征的人不在少数，然而通常情况下，由于这项疾病的症状产生于睡眠期间，患者也几乎感觉不到痛苦，所以很少有人意识到自己患上了这种睡眠障碍，最先发现患者有这种睡眠障碍的往往是他们的伴侣或同居者。至于那些称自己"会在睡着时呼吸困难"的患者，反而可能不是睡眠呼吸中止综合征的患者。

在对此类症状进行判断时，医生会先通过问诊，了解患者打鼾的问题，进行一个初步的判断，然后结合爱普沃斯嗜睡度量表评估症状。

爱普沃斯嗜睡量表（Epworth Sleepiness Scale，简称 ESS）是由澳大利亚墨尔本的爱普沃斯医院设计的——一种十分简便的评估白天嗜睡程度的问卷表。医生会根据这个问卷和检查结果对患者进行精确地诊断。如果怀疑自己存在睡眠呼吸中止症，你可以根据这个量表自测一下。

在以下情景中，你打瞌睡或睡着的可能性有多大？根据表中假设的 8 种场景，请在右边"打瞌睡的可能性"选项中做出选择："0"代表不会打瞌睡，"1"代表打瞌睡的可能性很小，"2"代表打瞌睡的可能性在一半以上，"3"代表很可能打瞌睡。

假设场景	打瞌睡的可能性			
1. 坐着阅读时（书刊、杂志等）	0	1	2	3
2. 坐着看电视时	0	1	2	3
3. 在沉闷的公共场所坐着不动时（如剧场、电影院）	0	1	2	3
4. 乘坐汽车超过一小时	0	1	2	3
5. 下午躺着休息时	0	1	2	3
6. 坐着与人交谈时	0	1	2	3
7. 未饮酒的情况下，在午餐后安静地坐着时	0	1	2	3
8. 坐着写信或者写文章时	0	1	2	3
		总分：		分

😴 **答案解析**

总分 8 分以下为正常；

11 分以上：嗜睡情况明显；

16 分以上：嗜睡情况严重。

睡不好可能是因为"不宁腿"

人在睡着的时候，肌肉会处于休息状态，变得松弛，所以人也是相对安静的。很多文学作品在写到某人睡着时的状态，也大多会用"安安静静""呼吸均匀""恬静安然"之类的词语去描写，这些都是睡眠最好的状态。然而并非所有人都能拥有这种美好的睡眠。现实生活中，有些人会在睡眠中出现腿痛、痉挛、磨牙的情况，不但降低了睡眠质量，也影响了身边的人。内田直将这些与运动有关的症状都归为睡眠相关运动障碍群。

有一部分人在想要睡觉时，总感觉腿的内侧一阵阵发痒，好像有虫子在爬，动一动腿就会感到舒服许多，可是静下来之后却无法入睡。这种症状在医学上称为"不宁腿综合征"。这种综合征往往在傍晚时症状最为强烈，然后会持续整夜，直到清晨才会减轻。哪怕患者在这段时间里没有睡觉，只是安静地坐着或者躺着，症状也会出现。

不宁腿综合征是一种常见于中年以后出现的睡眠相关运动障碍，症状主要出现在腿部，所以称为"不宁腿"。但也有个别的人出现在手臂上，但是非常少见。婴幼儿身上也会偶尔出现这种症状。对这种病症进行诊断时，医师们会参照以下五个标准。

不宁腿综合征诊断标准

（1）患者抱怨下肢经常不舒服或有异样感，并有强烈的冲动移动腿部；

（2）一旦保持静止，想移动肢体的冲动或不舒服的感觉就会变得格外严重；

（3）走动或伸展身体时，想移动肢体的冲动或不舒服的感觉会减轻，身体会觉得舒服许多；

（4）一到傍晚或夜间，就会突发想移动肢体的冲动或产生不舒服的感觉，或者这种感觉会变强；

（5）这种困扰无法用其他的睡眠障碍、身体疾病或神经疾病、精神疾病、药物使用，以及物质使用障碍加以说明。

如果患者出现上述症状，医生便可以很容易诊断出他们患有不宁腿综合征。除此之外，在对睡眠障碍程度进行测试时，还可以用肌电图记录腿部的动作，从而得到腿部移动的时间点，或者用录影机录下患者睡眠时手脚的动作，来判断腿部抽动症的周期。而导致不宁腿综合征的原因，目前还没有查明。

内田直建议不宁腿综合征的患者可以尝试在睡前骑室内脚踏车、做伸展运动或对腿部交替进行冷热敷等。不过他也提到，这些效果因人而异，如果无效，需要服用药物治疗。

除了不宁腿综合征外，还有一种在腿上体现出来的睡眠相关运动障碍——周期性腿部抽动症。虽然这两种综合征的病症都会出现在腿上，而且有时还会同时发生，但这是两种不同的疾病。

周期性腿部抽动症的主要表现为脚踝和膝盖在睡眠中突然弯曲，突然踢腿，或者手肘突然做伸展等动作，有时也会伴有腹部周边或脸部的肌肉抽动，严重时每小时甚至会发生 50 次左右。这种症状同样会影响患者的睡眠。

相比于上述两种出现在腿部的睡眠相关运动障碍，人们对腿部痉挛或许更加熟悉。很多人都曾经历过这样的事：半夜翻身或者伸腿的时候，被突如其来的腿部抽筋痛醒，疼痛持续很久都不消失。有时抽筋过于严重，第二天醒来后，腿还会感到酸痛。

我们知道，平日里可能导致腿抽筋的原因主要有缺钙、受凉、疲劳过度、新陈代谢出现问题、肌肉连续收缩过快等。然而在睡眠中，身体并没有运动，所以不存在疲劳过度和肌肉连续收缩过快的问题。如果腿部因为晚上没盖好被子，受到寒冷的刺激而产生痉挛，解决方式比较简单，只要恢复腿部温度，并加以适当的按摩就可以。

是否缺钙不能凭直觉判断，而是要去正规的医院检验血液中的钙离子。只有因缺钙而产生的腿部痉挛才能够通过补钙得到缓解，如果不缺钙却又盲目补钙，不但解决不了任何问题，还会产生高血钙、肾结石等问题。同样，想判断新陈代谢是否出现问题也要去医院进行检查，如果确实是因为新陈代谢的问题令体内液体和电解质大量流失而导致痉挛，需要通过补充水分和电解质来缓解。

还有一种比较特殊的睡眠相关运动障碍，这种障碍主要出现在 5 岁以下的孩子身上，具体表现为睡眠时身体产生规律性的摇动，或是趴着睡时不断重复将头抬起和放下的动作。内田直说，这种睡眠障碍叫睡眠相关节律型运动障碍，通常不会引起外伤，而且基本会在孩子 5 岁前消失，所以不需要担心。

7.

夜磨牙危害大

再来看一种可以算得上最普遍，也最让人头疼的睡眠相关运动障碍——睡眠相关磨牙症，俗称"夜磨牙"。一提到夜磨牙，最头痛的往往不是那些患有磨牙症的人，而是他们的伴侣或室友。因为夜磨牙症患者在睡着时会不断发出"咯吱咯吱"的磨牙声，这种声音对于睡在他们身边的人来说无疑是一种折磨。

睡眠相关磨牙症的诊断标准

（1）患者抱怨会在睡眠中做磨牙或紧咬牙齿的动作，或是本身有自觉；

（2）有以下一项或以上的状况：牙齿有异常的耗损；早上起床时，下颚肌肉会感到疲劳、疼痛或张口困难；

（3）下颚肌的活动无法以其他睡眠障碍、身体疾病或神经疾病、精神疾病、药物使用，以及物质使用障碍加以说明。

内田直说，目前在日本，治疗夜磨牙的主要办法是让患者服用苯二氮平类等能够让肌肉松弛下来的安眠药。牙套虽然能够对磨牙的情况进行矫正，但同时也会令患者感到不适，所以他不建议患者使用牙套。同时提醒患者，要治疗夜磨牙的症状，一定要去医院咨询医生，不要擅自服药。

晨型人 or 夜型人

人体生物钟有它自己的周期，会令人在特定时间开始后的几小时内兴奋度越来越高，等高到某一点后再越来越低，人就会感到困倦。人在夜里会睡觉就是这个原因。研究发现，不同睡眠类型的人最高兴奋度出现的时间也不同，根据这种不同，日本"早起心身医学研究所"的所长税所弘提出了"晨型人"的概念，与之对应的便是"夜型人"。晨型人的最高兴奋度出现在中午，夜型人的最高兴奋度出现在傍晚左右。也就是说，对于晨型人来说，最佳工作时间为 9：00~16：00；对于夜型人来说，最佳工作时间为 13：00~20：00。所以，测出自己所属的类别，对提高工作效率有很大的帮助。

对于晨型人来说，他们的生活很容易变得充实，并且效率高，因为他们的作息习惯刚好与社会中的普遍要求相符。很多世界著名企业的 CEO 和管理层人物都属于晨型人，比如苹果公司的 CEO 库克，他会在每天早上 4：30 起床整理发送工作邮件，5：00 去健身房锻炼身体；美国通用电气公司的 CEO 杰夫，他每天早上 5：30 便会起床做有氧运动，看报纸，20 多年来都是如此。

在同一个家庭中，如果家里的人都属于同一睡眠类型，生活会比较和谐融洽，反之则会比较麻烦。比如一对夫妻，妻子是晨型人，而丈夫是夜型人，他们的生活模式就会变得有些尴尬。

白天，他们去逛了街，吃了饭，看了电影。在商场，妻子十分兴奋，不时指着一件件衣服问丈夫自己穿会不会好看，丈夫却一直强打精神应付着。看电影时，丈夫竟然坐在电影院里睡着了。等到妻子有些累了，决定回家时，丈夫的精神却开始变好。回家后，妻子只想早点上床休息，丈夫却在客厅里打开了电视机，聚精会神地看起了球赛，一直看到半夜。

那么，是否可以将这种差别减小呢？晨型人和夜型人之间是否可以相互转换呢？虽然很困难，但也是可以的。内田直举了个例子，一个属于夜型人的海鲜店老板，因为职业需要，他每天要起很早去进货，于是渐渐地，他从夜型人变成了晨型人。

前些年，日本文部科学省发起过一个活动，号召大家努力做晨型人。通过"早睡、早起、吃早餐"来让自己养成良好的生活规律，提高生活质量是这项活动的主要目的。"早起心身医学研究所"的所长税所弘一直希望人们明白早起的好处，他建议 30 岁以上的人要立刻开始实行"晚 9 早 5"的睡眠法，让自己戒掉不良的习惯，早日变成晨型人。日本作家中岛孝治甚至建议，人们最好在 4 点就起床，并以中午 12 点为界，这样可以增加有效工作时间，并且能将睡眠时间保证在 6 至 8 小时。

当从夜型人变成晨型人之后，每天早上就多出了两到三个小时的时间，在这段时间里舒展身体，做做运动，读读报纸，做一顿营养的早餐，然后不急不忙地享用，都是很好的选择。

虽然做晨型人能够有更多的机会享受白天的生活，提高工作效率，但这并不说明做夜型人就一定不好。有很多夜型人都在他们的领域中取得了很大的成功，比如奥巴马、赖斯、丘吉尔、拿破仑。真正的夜型人如果找到了适合自己的生活方式，是可以过得很好、很充实的。事实上，需要改变睡眠习惯的，是那些无所事事拖延睡觉时间和起床时间而让自己变成了夜型人的人。

9.

自测：你是晨型人还是夜型人？

你是晨型人还是夜型人？

为了测出人在晨型人和夜型人之间的趋向，睡眠科学家们设计了一套测试问卷。做这份问卷时，你不需要有过多的犹豫和思考，只需要根据自己的第一反应将符合自身情况的选项圈出来就可以了。

（评分标准：A为1分，B为2分，C为3分，D为4分，E为5分。）

测试问题	测试选项	测试结果
1.如果你可以自由安排晚上的时间，而且第二天不需要早起，也没有特别的安排，那么你会选择在几点睡觉	A.21：00之前	1分
	B.21：00~22：30	2分
	C.22：30~00：00	3分
	D.00：00~凌晨1：30	4分
	E.凌晨1：30之后	5分
2.如果你可以自由安排晚上的时间，而且第二天不需要早起，也没有特别的安排，那么你会选择在几点起床	A.6：30之前	1分
	B.6：30~8：00	2分
	C.8：00~9：30	3分
	D.9：30~11：00	4分
	E.11：00之后	5分

3. 一般来说，你早上起床会不会很容易	A. 绝对会	1 分
	B. 会	2 分
	C. 不确定	3 分
	D. 不会	4 分
	E. 绝对不会	5 分
4. 如果在一天之内你需要从事两个小时的体力劳动，并且时间可以随意选择，你会选择在哪一个时间段从事体力劳动	A.8：00~11：00	1 分
	B.11：00~13：00	2 分
	C.13：00~15：00	3 分
	D.15：00~17：00	4 分
	E.17：00~19：00	5 分

❤ 答案解析

得分在 4~6 分之间：资深晨型人；

得分在 7~10 分之间：中度晨型人；

得分在 11~13 分之间：既不是晨型人也不是夜型人；

得分在 14~17 分之间：中度夜型人；

得分在 18~20 分之间：资深夜型人。

10.

自测：你是哪种失眠？

造成失眠的原因有很多种，首先来看失眠症的一般标准：

（1）患者主要会抱怨入睡困难、睡眠时间难以维持、早晨很早就会醒来、睡眠过后体力没有恢复、睡眠品质差。儿童的表现为起床拖延症、不能独自入睡。

（2）在适合睡眠的环境里仍然有上述问题。

（3）如果在睡眠障碍发生的同时，出现至少以下一种情况：

① 白天有疲劳感和倦怠感；

② 注意力不集中，专注力不持久，记忆力变差；

③ 在社交上和职业中有障碍，学习效率不高；

④ 心情总是郁郁寡欢，容易烦躁；

⑤ 白天总是有过度的睡意；

⑥ 不自觉地，做事总觉得没有干劲，精力不足；

⑦ 在职场或驾驶中容易发生失误或意外；

⑧ 伴随着睡眠损失，出现紧张、头痛以及肠胃不适的症状；

⑨ 对睡眠问题感到担忧和烦恼。

　　内田直把失眠症分成 11 种，分别是适应障碍性失眠症（也叫急性失眠症）、精神生理性失眠症、矛盾性失眠症、特发性失眠症、精神疾病引起的失眠症、不适当的睡眠卫生、婴幼儿期的行动性失眠症、药物或物质引起的失眠症、身体疾病引起的失眠症、非物质或已知的生理状况引发的非特定失眠症（包括非器质性失眠症、非器质性睡眠障碍）和非特定生理（器质性）失眠症。以下对这 11 种不同类型的失眠症中的几种做一个简单的说明。

　　适应障碍性失眠症的主要表现为受到打击或遇到在意的事情时，会出现暂时性失眠。这种失眠症产生的原因主要来自于具体的压力，由于原因产生得比较突然，并且失眠的状态也不会持续太久，所以也称为急性失眠。这种失眠通常不需要治疗，不到 3 个月就会自动消失。但考虑到有时也会发展成精神生理性失眠症，以及患者可能会习惯于借助酒精催眠，当失眠持续两周以上还没有减轻时，最好趁早接受专业医师的诊断与治疗。

　　精神生理性失眠症主要表现为遇到太多烦恼或情绪紧张的事情时会睡不着。这种状态持续久了，就会使患者形成惯性夜间紧张，一到晚上就不停担心自己今天又睡不着，躺下之后会更加紧张，无法放松，难以入眠。内田直说，导致这种失眠的根本原因在于患者的精神一直处于紧张状态，进而对大脑和身体造成影响，导致了失眠。这种失眠的背后可能与工作、生活状态发生了改变有关，比如失恋后的悲痛、失业后的无助、退休后的空虚等，人习惯性的生活状态发生了变化。

如何判断自己是否患有精神生理性失眠症呢？内田直给出了 4 条标准：

（1）患者的症状符合失眠症的基准。

（2）失眠持续一个月以上。

（3）达到睡眠困扰条件，同时被认定入睡时精神亢奋，并确认有以下条件中的一项或以上：

　　① 在睡眠方面想太多，并感到强烈的不安；

　　② 在预定的睡觉时间或想要睡觉时睡不着，不打算睡觉时却会因为从事的活动过于单调而睡着；

　　③ 在外面住宿比在家中睡得好；

　　④ 准备睡觉时头脑非常清醒，思维特别活跃，干扰睡眠；

　　⑤ 就寝时身体紧张，无法放松，难以入睡。

（4）这种睡眠无法以其他的睡眠障碍、身体疾病或神经疾病、精神疾病、药物使用，以及物质使用障碍加以说明。

矛盾性失眠症的主要表现为一直抱怨睡不着，但实际睡得很好。因为患者的表述与实际情况严重不符，所以这种状态也被称为"睡眠状态误认"。产生矛盾性失眠症的原因可能来源于患者自身。内田直针对这种情况进行研究时，他的研究室会以一般学生为对象，将人格、主观睡眠状态和检测得到的客观睡眠状态同时记录下来，然后进行比较。在对主观睡眠状态进行记录时，会由受测者自己记下入睡时间和起床时间，由于人在入睡后无法记录，所以入睡时间都是在第二天早起后根据回忆记录下来的。客观睡眠状态的记录由仪器进行，记录更加准确和客观，同时受测者还会接受莫兹利人格检查，以判断出他们的性格属于内向型还是外向型，以及神经症倾向的强弱。测验结果显示，神经症倾向分数越高，越容易对自己的睡眠产生错误的认知。针对这类人群，应该从心理上引导患者，让他们认识到自己的睡眠没有问题，心安了，就睡好了。

特发性失眠症是一种始发生于婴儿期或幼儿期的失眠症。这种失眠症的发病原因不明，主要表现为失眠、睡眠品质降低、入睡时间延长、中途醒来次数增加、总睡眠时间缩短等。除了失眠引发的二度问题外，没有其他不适症状，但患者会说自己几乎一辈子都有睡眠问题。虽然有研究指出这种失眠症的产生与成长障碍有关，但暂时还没有确切的证据来证明这一论点。

精神疾病引起的失眠症的背后多数是抑郁症。内田直在接触大量的睡眠障碍患者后，发现他们当中有很大一部分人的失眠症都是由于精神疾病引起的。他认为，对于这类患者，最关键的不在于治疗他们的失眠情况，而是要针对他们精神方面的障碍进行诊断和治疗，这样才能全面解决患者的问题。

不适当的睡眠卫生包括：身处不利于睡眠的环境中，比如光线、声音、湿度、温度对睡眠都有影响；习惯性摄入酒精、咖啡因、尼古丁等刺激性物质；对睡眠时间安排不当，比如昼伏夜出等不良的作息习惯。

婴幼儿时期的行动性失眠症主要表现为必须满足所有符合条件的入睡环境才能入睡（比如让父母陪在身边、必须听到想听的故事才能睡等），他们因无法理解早睡和晚睡的区别而无法入睡，或者为了引起父母的注意让他们陪在身边而故意不肯睡觉等。内田直认为，婴幼儿时期是培养睡眠习惯最重要的时期，如果孩子在这一阶段无法养成良好的睡眠习惯，那么他们以后也很难养成，并且很容易出现各种各样的睡眠障碍。他将孩子出现这类情况的主要原因归结在父母身上，比如父母对孩子管教不足，不能从孩子的睡眠习惯入手帮孩子建立良好的睡眠习惯等。他建议家长从专业的立场对亲子关系做综合性指导，对孩子进行治疗。

药物或物质引起的失眠症也很常见。人在生病时采用药物进行治疗是普遍做法，然而降血压药、抗结核药、帕金森病治疗药、抗抑郁药等多种药品中都含有会扰乱睡眠的物质。想要确定是否是因为药物产生的失眠，可以根据停止服药之后的睡眠状况来判断。通常情况下，如果是因为服用药物而导致的失眠，患者在停止服用这些药物之后，睡眠会明显好转。此外，此类失眠还包括私自服用非法药物（如兴奋药剂、可卡因等）而产生的失眠，以及重金属或有毒物质中毒引起睡眠障碍。有的婴儿甚至会因为喝牛奶而失眠，因为他们对牛奶或乳制品过敏，只要停止摄入此类食品就能很好入睡了。

最后，内田直说，很多身体疾病也会引起失眠症，比如引起疼痛的疾病、呼吸障碍等疾病、因治疗或疾病导致活动上的限制增加、引起中枢神经症状的疾病、更年期综合征等。

安眠药，日本人又爱又恨的东西

随着睡眠问题变得普遍，人们开始到处寻找能够安眠的方法，虽然各种助眠方法层出不穷，有一些也能够产生一定的作用，但当这些方法都起不到任何效果时，人们头脑中最强烈的念头还是"吃安眠药吧"。内田直说，任何药都一样，除非是为了治疗，否则能不吃最好不吃，他建议人们在必要的时候再服用安眠药。

但很多时候，人们单凭自己的感受无法准确判断自己是否需要服用安眠药，所以，在准备服用安眠药前，一定要去专门的睡眠门诊，请专业的医生诊断。内田直强调这点，是因为很多失眠症的背后隐藏着某种疾病，而安眠药可能会加重那些病。如果医生听到患者说自己睡不好，便给这位患者开安眠药。而实际上，这位患者之所以睡不好，是因为患上了睡眠呼吸中止症。那么患者在服用安眠药后，肌肉变得松弛，反而会加重其睡眠呼吸中止的症状，让患者睡眠更加不好，所以他建议患者一定要请专业的医生先对自己的身体进行诊断，而不是随便找一位医生开药。

服用过安眠药的人会发现，安眠药的药效有一定时限，这种时限在医学中称为"半衰期"——指的是血液中药物浓度或体内药物量降到二分之一所花费的时间。不同药物的半衰期不一样，短的2小时，长的可超过24小时。药的半衰期越长，药物排出体内的速度就越慢，也就是人们常说的"药劲过得慢";反之,即"药劲过得快"。安眠药被分为超短效型、短效型、中效型和长效型,根据的标准就是药物的半衰期。

安眠药是有安神作用药品的统称,可分为巴比妥类安眠药(可分为催眠药、熟睡药和持续型安眠药)、抗组胺药(羟嗪)、苯二氮䓬类安眠药(可分为超短效型、短效型、中效型和长效型等)和褪黑素受体促效剂。

在日本,比较常用的安眠药为苯二氮䓬类药物,这类药不但可以催眠,还可以作为精神镇静剂,用来治疗焦虑症、癫痫症。这类药不会对神经细胞有影响,但在服用这类药品的时候要注意,这种药遇到酒精会产生相互作用,有时甚至会抑制呼吸而导致死亡,所以不可以在服用这类药品期间饮酒。

超短效型安眠药和短效型安眠药常被用来引导入眠,这两类药物对人体作用的时间较短——只在入睡初期起作用,第二天一早,药物就会被排出体外,不会对白天的生活产生影响。但这类药对醒得过早类的失眠不起作用。中效型和长效型安眠药用于治疗容易中途醒来或醒得过早的症状,因为这类睡眠障碍主要出现在入睡一阵子后,所以药效时间长一些。但是服用这类药后,第二天早上可能会由于药物残留而出现类似喝酒之后的宿醉感,导致白天不够清醒。

所以内田直再三强调,发生睡眠障碍时,一定要请专业医生开符合自身症状的安眠药。

大多数人只知道吃多了安眠药会对其有依赖性,但不吃又睡不着,或者在吃了一段时间后感觉药效降低了。其实安眠药有一个副作用——引发反弹性失眠,不吃就睡不着。

有人担心长期服用安眠药对身体有害,于是在失眠症状消失后立刻停药。随后他们发现，一旦停药，又睡不着了。如果此时认为症状没有改善，而继续服用安眠药，最终就会导致长期服药的状况。

为什么会出现反弹呢？因为药物在血液中的浓度与对人体产生的效果成正比，浓度越大，药效持续的时间越久，反之亦然。如果服用的是半衰期为 24 小时的安眠药，那么只要在每天相同的时间服药，药物在血液中的浓度就会逐渐达到稳定状态。但如果服用的是超短效型或短效型安眠药，突然停药会使血液中药物浓度骤然降低，引发反弹性失眠。

为了避免这种情况，内田直建议，停药也需要专业医生指导。针对短效型安眠药，可以慢慢降低服药量，最好逐步换成中效型等药物后再尝试停药；针对长效型安眠药，可以采用隔天服药等方法逐步减少药量。

一般来说，安眠药会随着人体的新陈代谢被排出体外，所以不需要过于担心其副作用。但需注意的是，如果患者患有某些代谢机能降低的疾病，那么体内的药物就会无法顺利排出，并因血液中药物浓度过高而导致白天倦怠、意识不清。另外，对于年龄过大的人来说，由于他们对药物的吸收和分解能力较弱，不能及时、顺利将药物全部排出体外，为了避免药物累积，尽量让年龄大的人少服用安眠药，必要时还要逐步更改药物的种类和剂量。

日本发布的获得更优质睡眠的 12 条守则

在对睡眠原理、睡眠障碍的种类以及导致睡眠障碍出现的原因有了一定的了解后，睡不着对于我们来说变得不再神秘，也不再可怕。人们开始试图找到能够让自己获得更优质睡眠的方法。厚生劳动省——日本负责医疗卫生和社会保障的主要部门——根据研究提出了"获得更优质睡眠的 12 条守则"。

第 1 条：每个人需要的睡眠时间不同，只要白天不被睡意困扰就算睡眠充足。

每个人所需的睡眠时间不一样，不同年龄段所需要的睡眠时间也不一样。所以只要睡醒之后身体舒适，不再被睡意所困扰，就不需要刻意规定睡眠时间的长短。

第 2 条：如果要睡午觉，尽量将时间选在下午 3 点之前，睡 20~30 分钟。

有的人认为睡午觉会导致晚上睡不着，所以坚决不睡午觉。其实，这种观点并不见得正确。在下午稍早的时间里小憩 30 分钟左右，对于恢复体力、让头脑清醒都很有效，并且不会对晚上的睡眠产生影响。不过，如果午睡的时间在 2~3 小时，或者开始午睡的时间较晚，就会对夜间的睡眠造成不良影响。内田直发现，如果在傍晚时分出现慢波睡眠，会导致夜晚出现的慢波睡眠减少。所以如果想要午睡，最好在下午3点之前进行。

第3条：不要过度执着于上床的时间，想睡的时候再去床上。

内田直认为，如果没有困意，而勉强自己躺在床上，反而影响睡眠——将躺在床上视为一种痛苦。所以，如果没有睡意时，不要过早地上床。想睡的时候再去睡，睡不着的时候，要学会适当转换自己的心情。

第4条：每天都在固定的时间起床。

有的人觉得晚上如果睡太晚，第二天按照平时起床的时间起床，睡眠时间就会不足，于是刻意延迟起床时间。内田直指出，这样做反而会让身体因为起床时间的延迟而习惯晚睡。所以，不需要理会前一晚开始睡觉的时间，每天在固定的时间起床，能及时建立起规律的作息和良好的睡眠习惯。

第5条：利用光照取得良好的睡眠。

内田直认为，阳光对于睡眠的质量会产生很大的影响。如果早上就沐浴在强光中，到了晚上，人的体温会提前下降，提前产生睡意，生物钟倾向于早睡早起。对于需要倒时差的人来说，早上让强烈的阳光照进房间，也可以帮助自己更快地适应当地的时间。对于年龄较大的人来说，日光的照射能够帮助他们分泌大量的褪黑素，促进夜间的睡眠。反之，如果在夜里接触到了大量强光，那么体内褪黑素的分泌就会减少，睡眠时间也会延迟。

第 6 条：浅眠时，更要积极地晚睡早起。

很多来到睡眠门诊寻求帮助的老年人会长时间躺在被窝里。比如晚上大约 9 点就躺在床上，然后一直躺到早上 6 点或 7 点钟。在这段时间里，他们只睡 6~7 小时，其他时间没有入睡，或者只是睡得昏昏沉沉。于是他们会对这段睡不着和睡得昏昏沉沉的时间格外在意，觉得自己失眠了。从这一点来说，限定上床的时间，对于提高睡眠质量也是很有必要的。

第 7 条：远离刺激物，找到最适合自己的放松法。

毋庸置疑，想要睡得安稳，就不应该在睡前喝咖啡，或者接触香烟等能够使神经兴奋的物质。人在刚结束繁重的工作，感到疲惫不堪时，也不应立刻上床睡觉，而应该留出一段时间用于放松身心。泡个温度适中的热水澡或做一些强度不是很大的运动都能达到放松的效果。

第 8 条：养成规律的饮食习惯和运动习惯。

规律的饮食习惯能够将我们的生物钟调整到规律的状态，而习惯性的适度运动可以帮我们提高睡眠的质量。而在睡前，不能再做太激烈或者高强度的运动，这样会使神经异常兴奋，影响睡眠。

第 9 条：安眠酒并不能真的安眠。

酒精会对睡眠会产生不利影响，如果有睡不着时借酒助眠的习惯，一定要改正。

第 10 条：睡眠中出现激烈打鼾、呼吸停止或腿部抽筋并感觉瘙痒的情形，需要特别注意。

睡眠时激烈打鼾或者呼吸停止可能是患了呼吸中止综合征；睡着后，腿部经常性抽筋可能是有周期性四肢运动障碍；如果下肢感到瘙痒，很可能是不宁腿综合征。所以如果经常出现以上症状，必须提高警惕。

第 11 条：即使睡眠充足，但是仍经常有强烈睡意，要向专业医师寻求帮助。

上述睡眠障碍都有可能导致睡眠质量不佳。但出现睡眠时间充足，仍经常感到困倦时，需要尽早就医。

第 12 条：只要按照医嘱服用安眠药就不会有问题。

安眠药有助眠作用，但属于处方药，不能多吃，也不能随意服用。如果感到自己需要服用安眠药，必须去专门的医院，请医生为你开药，并严格按照医嘱服用。不要自行购买安眠药，更不要过多服用。

第二章

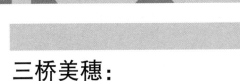

三桥美穗：
你会睡觉吗？

三桥美穗◎——舒适睡眠治疗师、睡眠环境设计家。曾任寝具制造公司的研究开发部长，于2003年独立创业。目前除了在日本国内举办演讲、写作、接受个人咨询外，还兼任床具制造商顾问、酒店房间设计、舒眠工具制作等，亦广泛从事企业之睡眠相关事业。拥有帮助1万人找到合适枕头的经验，只需摸摸对方的头，她就知道对方适合哪种枕头。

1.

你会睡觉吗?

人们总是格外看重醒着时的时间,认为醒着的时候过的才是人生。而一旦睡着就什么都不知道了。三桥美穗不这么认为,她将睡眠视为人生的基础,因为只有夜晚睡得好,白天才能状态更好,思想也会更加积极。可以说,改善睡眠可以改变人生。

英国曾就"每天的睡眠习惯和新年目标的完成度"做过问卷调查,结果显示,大约40%睡眠充足的人都能够顺利完成目标。三桥美穗认为,这一调查结果可以说明,睡眠的好坏与人是否能够达成预期目标有很大的关系。

有很多人认为平时欠缺的睡眠可以在周末补回来,于是在周末没什么安排的时候便多睡、晚起。三桥美穗说,用周末补觉不宜过多。因为中午前的睡眠会被视为前一晚睡眠的一部分,补眠的时间一旦超过2小时,就容易造成生物钟混乱。所以她建议,即便是在周末和假日,也要尽量保持与平日起床时间一致,不能比平常晚起2小时以上,如果一定要晚起,控制在1小时内为最佳。

大多数人认为,学的时间越长,学到的东西就越多。但过长时间的学习是在透支大脑的能量——也就是我们常说的"精力"。如果到了晚上仍然不睡,强迫自己去学习,这时的效率就会非常低。而且,过度用脑有时接收到的并非必要信息,过多不必要的信息囤积在大脑里，也会阻碍大脑对所学知识的吸收和记忆。三桥美穗说，夜晚学习的正确方式，是在记忆还很清晰的时候去睡觉，晚上学习的时间最好不要超过 12 点。

学习如此，工作也是如此。所以，三桥美穗建议那些工作中经常出错，身体感到不舒服，容易发脾气的人，先好好睡一觉，睡醒之后，这些情况一定会有所好转。

2.

"鬼压床"到底是什么鬼？

很多人都有过"鬼压床"的经历。

从事金融工作的三井先生说："一天下班后，因为很累，所以一到家便躺到了床上，想要好好休息一下。就在我迷迷糊糊快要睡着时，胸口突然感到憋闷得厉害，想要坐起来，却发现四肢都没办法动，好像被什么东西用力压着，不能呼吸。我挣扎了好一会儿，可是一点用都没有，过了大概几分钟后，才慢慢缓过来。"

三井先生的症状，在日本被一些人叫作"亡灵附体"，在中国叫"鬼压床"，在西方国家则被看作是有恶灵缠身。从这些称呼中不难看到，这种现象对人们造成的影响都带有怪异、恐怖的色彩，容易让人心中产生恐惧。

"鬼压床"听起来有些恐怖，其实只不过是睡眠障碍的一种。三桥美穗说，从睡眠神经医学的角度来看，这是一种睡眠瘫痪的症状。患有这种睡眠障碍的人容易在刚刚入睡或是快要醒来却还没有醒来时出现半梦半醒的状态，觉得自己是醒着的，明明有意识，能够听见别人说话，也能看到周围的影像，但身体就是动不了，也没办法发出声音。有时还会出现幻觉——觉得被什么东西压住了身体，有时，幻觉中还伴有"假醒"，令患者感觉自己已经醒了，但刚刚做过的梦还存在于头脑中，并且非常清晰。直到多次"假醒"后，才迎来真正的清醒。这种现象通常持续几分钟后会消失。

　　"鬼压床"的现象十分普遍，美国一项研究称，有 40%~50% 的美国人一生中都至少经历过一次这种情况。

　　通常情况下，人在处于 REM 睡眠中时，除了呼吸肌和眼肌外，身体其他部分的肌肉会渐渐进入休息状态，其目的在于避免我们因睡梦中的内容做出相应的动作，伤及自己或身边的人。等到我们渐渐苏醒时，我们的肌肉才会渐渐恢复力量，能够正常运动。而出现"鬼压床"的人则是在将睡未睡、将醒未醒的时候出现了睡眠瘫痪症。虽然意识已经清醒，但肢体的肌肉却仍处于睡眠时的低张力状态，无法随着意识的指挥做出反应。这种现象也可以概括为"精神无比活跃，身体却太过疲惫"。

　　为什么"睡眠瘫痪症"如此普遍？三桥美穗认为，压力是最主要的原因。正常情况下，睡眠周期是从非 REM 睡眠开始的，产生压力后，呼吸、脉搏和血压会紊乱，也可能会从 REM 睡眠开始。此时，我们的身体已经因为过度劳累选择了主动休眠，大脑此时仍然处于兴奋的状态，于是就出现了睡眠瘫痪的症状。

　　有研究表明，处于睡眠状态的大脑会释放一种能够麻痹主要肌肉群的激素。正常情况下，人从深度睡眠中苏醒后，肌肉会渐渐复苏，等麻痹激素消退后，肌肉完全复苏，人也完全苏醒。但如果是从深度睡眠状态中被惊醒，麻痹激素就不会来得及消退，此时会产生意识清醒但身体无力的情况。

　　心理学的相关研究证明，压力过大，人过度焦虑和紧张时，会提前进入 REM 睡眠周期。最容易出现"鬼压床"经历的人群是青少年和年轻人，因为他们经常需要承受较大的学习和工作压力。并且很多时候，他们还会熬夜，这些都会诱发"鬼压床"。

　　有些人在"鬼压床"之后十分害怕，便会找人们帮他们"驱鬼"。有人称"驱完鬼"后，自己再没有发生过这种情况。其实，这只是心理作用。心理上得到了安慰，压力和焦虑随之消失，"鬼压床"也就消失了。

除了压力，睡姿和睡眠环境也会导致"鬼压床"的经历。比如人在仰睡时，呼吸道会变窄，会因缺氧而引发"被什么东西压着"的错觉。蒙着头睡、趴着睡、紧裹着被子睡、手搭在胸口睡等类似的姿势也会加重呼吸和心脏的负担，引发"鬼压床"的经历。睡眠环境方面的影响也是如此，比如盖的被子过于厚重，卧室内空气不流通，睡眠的空间过于逼仄，都会影响呼吸和血液循环，进而诱发"鬼压床"的经历。

旅行途中也会出现这种情况。这是因为人在搭乘交通工具时，身体会很疲累，并且容易积累，旅行带来的兴奋感同时也会刺激中枢神经兴奋。另外，人置身于陌生环境中，身体容易感到紧张，这种紧张有时是自发性的，不易被察觉，所以压力的产生也是不自觉的。一旦压力产生了，大脑就会处于兴奋状态，进而导致"鬼压床"。

既然找到了可能导致"鬼压床"的因素，是否说明这种情况可以消除呢？并非如此。正如我们前面提到的，有些兴奋感、紧张感和压力是在无意识中产生的。我们意识不到它的存在，也就没有办法提前消除它。偶尔发生"鬼压床"不会对人造成严重的影响，如果"鬼压床"发生得比较频繁，我们可以通过一些方法减少其出现的频率。

首先，检查自己的睡姿以及睡眠环境，看是否存在影响睡眠的因素。如果是睡姿方面的问题，需要慢慢纠正。同时要养成良好的睡眠习惯，保证规律的作息，避免晚睡晚起、睡得过多或少。如果是睡眠环境的问题，则需要立刻改善环境，比如换床或轻一些的被子，适当调节室内温度等。

其次，审视自己的心理状态，回想最近是否有引起焦虑、兴奋、紧张的事情发生。如果是因为紧张而产生"鬼压床"，可以通过放松自我的方法来进行改善——在睡前进行几次有规律的深呼吸，用来放松脑神经。

　　如果出现"鬼压床"，我们首先要放松。然后，尝试动一动手指和脚趾。因为"鬼压床"主要会出现在胸部、腹部和咽喉，对手指和脚趾的影响较轻，如果手指和脚趾能够动的话，我们可以通过活动这些部位慢慢唤醒其他部分的肌肉。

　　有人说，遇到"鬼压床"时应该大声喊出来。从医学角度分析，这样做是可行的。因为呼吸、咳嗽一类的行为受自主神经控制，即使全身大部分不能动，这些行为也是可以做到的。当耳朵能够听到自己的声音时，说明尝试成功。同时，也可以试着伸出舌头，这样也可以帮助摆脱"鬼压床"。

3.

当我睡觉时，我该穿什么？

睡觉时应该穿什么？有些人喜欢睡觉时踢被子，他们认为睡觉时应该多穿一些，这样才不容易半夜受凉；有些人认为睡觉时穿上塑形衣、压力袜、塑形内裤等，可以有效矫正身体的变形，还能快速瘦身；有些人认为睡觉时应该穿宽松的衣服，这样身上会觉得比较轻松；有些人则提出，只有裸睡才能让身体得到最充分的放松。

三桥美穗认为，就像游泳时应该穿泳衣，跑马拉松时应该穿慢跑的衣物一样，睡觉时也应该穿相应的衣服——睡衣。

有人把睡衣和家居服混为一谈。三桥美穗认为，家居服并不是适合入睡时穿的衣服。

起初，三桥美穗也穿着家居服睡觉，并不以为意。直到有一次，她穿着睡衣入睡，并在第二天醒来后，发现身体轻盈很多。经过几次试验，她发现家居服的材质会与棉被产生较大的摩擦力，当人在睡梦中翻身时，这股摩擦力会让棉被随着身体一起翻动，并间接导致了翻身时需要消耗更多的力气。而穿着睡衣入睡，由于睡衣的材质更加柔顺，与棉被之间的摩擦力小，所以不会连带着棉被和人一起翻动，睡眠过程中消耗的体力也就少了。

另外，冬天的家居服虽然蓬松、柔软又保暖。可是人在睡着后可能出汗，这种家居服不能吸汗，而且不利于翻身。

那么，我们应该怎么挑选有助于睡眠的睡衣呢？三桥美穗说，首先，要确保这件睡衣穿上之后没有束缚感。还有就是不要买连帽睡衣，因为这种睡衣很容易让颈部感到疲劳。

三桥美穂也不建议人们穿太过宽松的睡衣，因为睡衣如果过于宽松，就容易在身体运动时将四肢和身体露出来，使人着凉。同时还会在身体下面形成面料堆积，影响睡眠舒适度。

4.

三桥教你自制一个夏日抱枕

在一项关于"季节对睡眠的影响"的调查问卷中，大部分人表示，一年中，最难入睡、最不容易睡安稳的季节是夏季。因为夏天空气闷热，而且会出很多汗，弄得人浑身又湿又黏，让人感到不舒服。

很多人喜欢在夏季睡觉时打开窗户，或者用电扇、空调等降温，但这并不能从根本上解决睡眠时过于闷热的情况——只能够让人在刚入睡时感到凉爽舒适，一旦熟睡之后，就会觉得冷。电扇和空调用时间久了，还容易引发各种问题，比如关节受寒、肚子疼、空调病等。

人在睡觉时，总有一部分的身体需要长时间与床紧密接触，由于通风不畅，导致产生的热量无法散出，这是令人感到格外闷热的主要原因。而且，很多人侧睡时双腿会叠在一起，这样也很容易产生大量的汗液，让人感到十分难受。由于这些都是正常的生理反应，很多人认为，这种情况没有办法真正得到改善，只能忍受。但是在三桥美穗看来，想要缓解这些现象其实很简单，只要做好防止背部闷热即可。

三桥美穗说，想要在夏天消除闷热，睡得好一些，可以在床单下面铺一层草编垫。通常情况下，这种垫子是放在玄关或浴室里作为脚踏垫使用的，它既能够吸水，又有一定的厚度，将它放在床单下面，就能够让背部和床垫之间产生空隙，增强背部的通风性，保持背部凉爽。如果家中暂时没有这种垫子，也可以自制一个隔垫。一般家中都会有一些闲置的纸箱，找一个硬度适中的纸箱，裁一块 B4 大小的纸片，铺在背部下方的床单里就可以了。在选择床单时，最好选用麻、棉一类的平织布，这些布料既能吸汗又有一定的厚度，可以避免纸箱硌到后背产生不适。

想增加背部和床垫之间的空隙，也可以采用有助于空气流通的立体构造的垫子，或是外面包有麻料、灯芯草、竹子等散热效果好的垫子。但是需要注意一点，这些厚度相对高一些的垫子里面填充了容易吸热的聚酯棉材质，所以即使表面的触感非常凉爽，一旦躺在上面的时间久了，也会感觉热。如果想要确保整夜都是凉爽的，也可以铺一层凉席。

传统的凉席只有草席和竹席两种。草席质地柔软，凉度适中，比较适合老人、小孩和怕凉的人使用。在选择草席时，最好选择与床大小相同，或者比床小一点的尺寸，搭配硬一些的床垫，以免躺上去后草席折断。竹席质地比较硬，而且性凉，适合年轻体盛、身体强壮的人选用。在选择竹席时，除了要注意大小适中外，还要仔细检查表面是否有毛刺、竹节是否平整、是否有刺鼻的气味。竹席和草席由于材质和工艺的原因，需要经常清理，防止滋生螨虫，而且不能暴晒，只能放在阴凉处晾干。不用时，也要放在阴凉通风处，保持干燥。

夏天的被子也是入睡的关键。夏天气温较高，容易令人感到憋闷，如果被子太重，就会加重呼吸困难；如果被子的透气性差，就容易闷热出汗，这些都会影响睡眠的质量。所以在选择夏天盖的被子时，要以质地轻薄柔软、吸热性和散热性好为标准。三桥美穗建议，夏天使用纱质凉毯为最佳，因为这种凉毯不但通风性好，不易吸热，清洗后也容易干。

有些人在夏天睡觉时不喜欢盖被子，其实这样对身体非常不好。人的腹腔内部有很多脏器，这些脏器对温度的敏感度要远远高于皮肤，它们喜暖怕凉，一旦温度下降，受了凉气，就会出现各种各样的问题。有些人喝了凉水之后会肚子疼、拉肚子就是这个原因。所以我们常建议，即使不想盖全身，至少也要在腹部盖一条毯子。

想要在夏天的夜里保持背部凉爽，睡得舒适，三桥美穗建议我们可以利用暂时不使用的棉被自制一个抱枕，抱着睡觉。也许有人会对此产生疑问，夏天的温度本来就高，再抱着棉被睡觉，不是会让身体的温度更高吗？并不是这样。侧躺可以提高背部的通风性，而用抱枕可以分散身体的重量，即使侧躺也能很舒适。另外，人们在侧躺时压力会集中在身体下侧压迫手臂，用抱枕的话可以分散身体的重量，并分散手臂承受的重量，达到放松的效果。这样背部不会闷热，腋下与膝盖间也有空隙，就能凉爽地入睡了。

三桥美穗的抱枕制作方法：

将棉被卷成圆筒状，再用绳子在上面捆绑 3~4 处，以保证棉被不会散开。抱枕的长度建议在 1 米左右，厚度也就是卷起来的圆筒直径在 10 厘米左右。这样，在抱着入睡时不至于使髋关节张得太开而令人不舒服，又可以促进空气的流通。

5.

冬季入眠的关键——阻断寒冷，沐浴阳光

很多人认为，在最难以入睡的季节中，仅次于夏季的是冬季。因为冬季温度低，容易让人冷得睡不好。有的人为了御寒，会在睡觉时多盖几层棉被，多穿几件衣服，这样做后即使身上不冷了，他们也仍然会睡不好。

在日本，很多人喜欢睡榻榻米。由于榻榻米是直接铺在地上的，所以身体在睡眠中产生的热量很容易经由榻榻米传到地面，然后散出去。如果地面比较凉，就会快速将人体的热量带走，让人感到寒冷。所以三桥美穗认为，冬天睡觉的重点在于阻断来自地面的冷气。

人在睡眠时身体会散热。当我们裹着棉被在床上躺上一段时间再起来后，摸一摸身下的床垫，会感到温热，就是这个原因。想要保证睡眠中的温度，也可以采用在床垫和垫被下垫纸箱的方式，这样可以隔绝空气的流动，保持被子里的温度。

夏天，我们感到热的地方主要在背部，是因为背部分布着大量能燃烧脂肪、负责调节体温的棕色脂肪细胞。所以天热的时候，背部最容易感到热。同样，如果想让身体快速感到温暖，只要让背部感到温暖，全身就暖和了。三桥美穗建议，冬天睡觉时，可以在背部放一块由羊毛、驼毛等动物毛制成的毛毯，或者保温效果良好的床垫，这样既可以保暖又便于排汗，不会让人在睡眠中被闷热感和潮湿感弄醒。

在日本，人们常用来提升被内温度的工具包括热水袋、电热毯、温热垫等。在所有的工具中，三桥美穗最推崇的是烘被机。她说，虽然使用烘被机会增加一个铺垫子的步骤，相对麻烦一些，但它不但能够让棉被变得温暖，还能消除湿气，避免棉被因为湿度过高降低被内温度，是非常棒的选择。

另外，三桥美穗提醒大家，在冬天，要让自己时常沐浴在阳光下。这样做的目的是避免患上冬日抑郁症。若一个人长时间没有晒到太阳，人体内防止情绪低落的血清素就会减少。人患了冬季抑郁症后，会喜欢吃大量的甜食和碳水化合物，导致体重增加，并且会提不起精神，一整天都想睡觉。

TIPS

三桥美穗说，想要在冬天睡得好，最好在进入被窝前先让被窝变暖。她教给大家一个小窍门：首先，准备两个耐热性好的矿泉水瓶。入睡 30 分钟前，将两个矿泉水瓶中装满温水，然后拧紧，放入棉被中。放置矿泉水瓶时要掌握好它们的位置，将一个放在背部的位置，另一个放在腰部的位置。等进入被子里后，再将这两个瓶子移到脚边即可。

6.

人类看到米色时肌肉最放松

在粉刷卧室的时候，什么样的颜色最合适呢？如果你将墙壁粉刷成鲜艳的颜色，或者将多种颜色混合使用，制造出一种光怪陆离的感觉，那么你将很难在这间屋子里享受到高质量的睡眠。科研人员通过测试肌肉紧绷值来了解人体对色彩和光线的反应，得到了这样的结果。

当人们看到米色系、柔和色系时，肌肉紧绷值为23；看到蓝色时，肌肉紧绷值为24；看到绿色时，肌肉紧绷值为28；看到黄色时，肌肉紧绷值为30；看到橘色时，肌肉紧绷值为35；看到红色时，肌肉紧绷值为42。透过数据可以看出，人在看到米色系、柔和色系、蓝色和绿色时，肌肉较为松弛；看到黄色、橘色和红色时，肌肉较为紧张。

从上面的实验可以看出，柔和的颜色有助于肌肉的放松，鲜艳的颜色容易令人兴奋。所以三桥美穗建议，在粉刷卧室墙壁时，最好以浅色系为主。如果担心房间的颜色过于单调，看起来感觉沉闷，可以将卧室划分为基底色区块、辅助色区块和强调色区块，分别配以相应的颜色。

基底色区块指的是墙壁、天花板等在卧室中起着背景作用的区块；辅助色区块指的是被套、窗帘等不属于建筑结构，但占有很大面积的区块；强调色区块指的是面积更小一些，起装饰作用的区块。

在选择颜色时，三个区块的颜色除了要让人感到放松外，还要从色调上形成统一，颜色的总数量控制在 3 种颜色之内，看起来给人和谐的感觉。

7.

不要将床头对着门

人的一生有三分之一的时间是在床上度过，一个家中最主要的家具应该是一张合适的床。

对于独居的人来说，可以选择单人床，如果房间的大小允许，也可以选择 120 厘米宽的小型双人床；如果兄弟或姐妹两人同住一个房间，三桥美穗建议选择两张单人床，这样可以保证在睡眠中互不打扰；如果和伴侣一起居住，她建议选择 150 厘米以上宽度的双人床，这样可以保证两人都有足够的空间舒展身体，不至于在睡眠过程中受到束缚。如果伴侣中有一人睡眠较浅，容易受到身边人翻身、呼吸、打鼾等的干扰，那么单纯就睡眠质量考虑的话，她建议两人分床睡。事实上，如今很多中年日本夫妻正在采用这样的方式。日本的床业集团 PARAMOUNTBED 曾对此进行调查，结果显示，年龄越大的夫妻，分开睡的比例越高。50 岁左右的夫妻中，有 30% 以上是分房睡的。

要想睡得好，床的位置也很重要。在摆放床的时候，三桥美穗建议，最好不要将床头对着门。她说，一般情况下，人在睡眠中会处于无防备的状态，如果头对着房门，就容易在睡眠中产生戒备，感到不安，影响睡眠质量。所以，最好把床摆在不能直接看到门的地方，让床头远离房门。此外，也不要将床放在被空调直吹到的地方，以免受凉。

在摆放家具时，一定要给房间留出适当的空间，不要摆得过满，特别是在摆放床的时候，要将床与墙壁之间的间隔保持在 10 厘米以上。衣柜、书柜和书桌则可以尽量沿房间的四周摆放，以不阻碍行动又不遮挡阳光为原则。

三桥美穗不建议将床紧靠着墙壁的一个主要原因是，这样做会导致通风不好。特别是住在湿度较大的城市，通风不好的地方很容易发霉。另一个原因是，棉被会因为受到重力作用，从不靠墙的一侧滑下去。如果实在没有多余的空间，可以在棉被的下半部横放一条浴巾，然后将两端塞到床垫下，借助床垫的重量将棉被轻轻固定住。

良好的卧室环境能够让人在回到家后尽快得到放松。凌乱的房间容易让人心情烦躁，大多数人看到卧室一片狼藉的时候，都会感到非常烦躁，即使入睡，也难以得到放松。

有的人回家后习惯将公文包和换下的衣服随手扔在床上，然后就去做其他事，等到准备睡觉时，发现床上没有足够的睡觉空间，再将床上的东西一起推到一边，或者扔在地上，心里想着"今天累了，改天再收拾"。如果养成了这样的习惯，卧室就会越来越乱，等到乱得不能再乱时，想要收拾一下，也会不知从何下手，感到更加烦躁。

三桥美穗建议，每天睡前，最好抽出一分钟时间对床边进行整理。可以从枕头开始，依次减少放在旁边的物品，只要整理好一个地方，再去整理其他地方就很轻松了。早上起床后，也要整理好棉被、枕头。但是需要注意一点，因为人在睡眠中会出汗，所以起床后不要马上叠被，而是先要让被子散一散湿气，然后再将被子叠好收起。

8

注意！开小夜灯睡觉容易发胖！

　　卧室里的光线对睡眠有很大的影响，因为人就算闭着眼睛，大脑也能够感受到光源的存在，并会在光源的照射中渐渐苏醒。过强的光线容易使人兴奋，无法安睡，过弱的光线又容易让人昏昏沉沉，无法清醒。想要调节卧室里的光线，除了灯具之外，可以在选择窗帘时花一些心思。

　　三桥美穗建议，可以根据外界的光线变化来更换窗帘，外界光线过强时，用遮光性较好的窗帘；外界光线较弱时，用遮光性较弱的窗帘。同样，我们也可以根据个人的需要来选择窗帘，如果对光线非常敏感，可以选择厚一些的窗帘；如果入睡比较容易，但是早上起床后非常困难，可以选择遮光性一般的窗帘，这样早上的阳光可以透过窗帘照进卧室，人就可以被阳光唤醒。

　　对于一些人来说，如果房间里漆黑一片，他们会觉得不安心，没有办法入睡，但如果开着灯，光线又太强，并且还浪费电。于是，他们在卧室里装了一种小夜灯，这种灯耗电量极小，却同样能够让卧室亮起来。但三桥美穗并不赞同这种做法，她说，奈良县立医科大学曾对此做过一项研究，研究结果表明，开着小夜灯睡觉的人比不开灯睡觉的人更容易发胖，概率为2倍左右，而且患高血脂的概率也会增加。

　　人在接近全黑的环境中入睡，有助于睡眠激素的分泌，在光亮的环境中入睡，睡眠激素的分泌会变弱，食欲激素的分泌会增加。如果实在没办法在完全黑暗的环境中入睡，可以改用只会发出微弱的柔光、偏米色暖色调的小地灯，这种灯能够让室内呈现出一种昏暗的气氛，光线不会直接照进眼睛，也可以减少对人的刺激。

卧室中，有些小光源也会对睡眠造成影响。比如充电器会在充电时发出交替闪烁的红蓝光，有些电器在夜间如果不完全关闭，也会长时间亮着刺眼的红光。三桥美穗说，要想睡得好，就应该在睡觉时尽量消除这些光线，关闭室内所有会产生强光、闪光的东西，或对它们进行遮挡。

9.

也许你该换枕头了

　　我们都知道，环境过于嘈杂、空间过于狭窄、空气过于稀薄、光线过强等都会影响人的睡眠，所以一提到改善睡眠空间，人们脑子里最先想到的都是增强卧室的隔音效果，保持室内空气流通，遮光之类的方法。事实上，改善睡眠环境并不仅限于改善室内环境，还包括准备一套适合自己的寝具。

　　当我们睡觉时，寝具是与我们最为亲近的物品。寝具的质量能够直接影响我们的睡眠质量。然而在生活中，很多人并不知道如何选择适合自己的寝具，以至于他们无论怎样改善卧室环境，都难以睡得舒服。寝具包括枕头、被子和床垫。三桥美穗说，人在躺下时，由于颈椎的部位是悬空的，当它受到引力的作用时负担就会增加。枕头最主要的功能在于，让人躺下之后仍然能够保持与站着时一样自然的姿势，使颈椎不需要承受过大的负担。想要达到这一目的，就需要枕头能够将脖子与床垫之间的空隙填满。

　　在从事与寝具相关的工作中，三桥美穗接触过许多客户，她发现人们总是过高地估计了对枕头高度的需求，认为高一些的枕头会比较舒服，而实际上，这种观点是错误的，最适合自己的枕头要比想象的低得多。枕头过高会导致肩膀酸痛、下巴内缩、白齿容易咬合、咀嚼肌用力、出现双下巴、加深法令纹等问题。

　　为了帮助人们弄清楚他们适合什么样的枕头，三桥美穗列出了五种睡醒后的身体情况，并针对每一种情况给出了建议。

情况一：早上起床后头部或肩部觉得僵硬。

分析：出现这种情况说明使用的枕头高度不对，也许过高、过低，或者无法给头以安定感，也可能是枕头的高度不符合脖子的弧度。

情况二：睡到一半时会把枕头拿开。

分析：出现这种情况说明使用的枕头不合适，因为头枕在上面感到不舒服，所以才会把枕头拿开。

情况三：仰睡时颈部会出现皱纹。

分析：出现这种情况说明枕头过高。如果枕头高度合适的话，脖子应该呈舒展的状态，不会出现皱纹。

情况四：只能侧睡，不能仰卧。

分析：出现这种情况说明枕头过高，仰睡时脖子会感到非常不舒服，于是只能侧睡。

情况五：睡觉时会把手放在枕头上。

分析：出现这种情况说明侧躺时枕头太低，或者仰睡时脖子的位置太低，于是借助手的高度来调节。

如果会出现上述问题，说明你该换枕头了。在三桥美穗看来，枕头和身体合而为一，才是最合适的。如果枕头的高度和形状都符合自己的体型，而且是自己喜欢的材质，那么躺下之后，身体一定会自然而然地放松，并且感到十分舒适，甚至会让人忘记枕头的存在。

　　三桥美穗结合自己在以往的工作中积累的经验，建议人们在挑选枕头时，最好是亲身测试后再做出选择。挑选枕头时，首先仰卧在枕头中央，全身放松，静静地感觉脖子和身体是否舒服。此时，不但要注意枕头整体的高度是否合适，也要确认从颈部到后脑勺那部分的形状是否与自己的体型相符。当头枕上去后没有压迫感，从头到颈椎都感觉刚刚好时，说明这个枕头是合适的。如果躺下之后脖子出现皱纹，说明枕头过高。如果是高度合适的枕头，仰卧在上面时脖子能够自然伸直，身体的任何部位都不需要出力，全身都能得到放松。

　　由于人在睡眠中大约会翻身 20 次，所以选择枕头时，不但要从仰卧的角度去测试，还要从侧卧的角度去测试。因为如果枕头不合适，就会对翻身的动作产生阻碍，令人睡得非常累。如果枕头两侧较高的话，就能够在侧卧时让背部与颈部保持笔直的状态，侧卧的时候会觉得比较舒服，不会压迫到肩膀。

　　三桥美穗建议大家选择两侧较高的枕头，比脖子高 2~3 厘米左右为佳。另外，她认为，过于在意皱纹而不用枕头也是不对的。不用枕头时，头的位置比心脏低，脸容易水肿，更会影响美观。

羽绒被最好眠

在选择被子时，三桥美穗推荐用羽绒被。因为羽绒被既能够保暖，重量又轻，不易对人产生压迫感。不过，需要注意的是，羽绒被不等于羽毛被，羽毛指的是带有羽梗的羽毛，羽绒则指的是羽毛上面的绒——没有羽梗。羽毛比羽绒多了羽梗，较硬，不适合做被子。

如何挑选羽绒被呢？三桥美穗说，首先要学会分辨羽绒被和羽毛被之间的差异。一般来说，含有羽毛的制品上会明确标明里面装的是什么，以及成分的含量。如果上面标的是90%羽绒、10%羽毛，就说明这件羽毛制品里的主要成分是羽绒，只含少许羽毛。如果上面标的是40%羽绒、60%羽毛，说明这件羽毛制品里的主要成分是羽毛。购买羽绒被前一定要仔细看一下成分，羽绒含量在90%以上的羽绒被是最佳选择。被子的膨胀度也可作为选择羽绒被的一个判断指标。通常情况下，羽绒越多，膨胀度越高，羽绒的品质越好。

TIPS

在选择羽绒被时，我们可以通过一些简单的方法来判断其品质：用手按压被子然后放开，被子是否能够恢复蓬松感；闻一闻是否有动物一般的味道或者臭味；拍一拍，看绒毛是否会自己跑出来。

你适合哪种硬度的床垫？

选完枕头和被子，再来看床垫。选床垫有两个主要标准：一是分散身体压力；二是容易翻身。分散身体压力需要床垫有弹性，够柔软；容易翻身又需要床垫有硬度，不能太软。所以，保持这两者的平衡很重要。一般来说，身材比较纤细的人适合软床垫，标准体型的人适合一般硬度的床垫，身体结实的人则适合硬床垫。但是对于睡惯了某一种床垫的人来说，如果突然换成硬度差别较大的会不适应，也难以睡好。所以，三桥美穗建议人们在决定换床垫时可以选择一个差距不那么大的床垫。

根据床垫的触感和柔软度，三桥美穗将床垫分为三种：低反弹床垫、中反弹床垫和高反弹床垫。她说，这三种类型的床垫分别适合不同的人。

低反弹床垫在受到压力时，下沉和恢复原状的速度都比较缓慢，能够有效分散身体的压力，适合入睡后不太会动的人或一夜只需睡3~4小时的短眠者。因为人在睡眠的前半段会睡得比较沉，不会经常翻身；中反弹床垫兼具柔软的触感和适度的反作用力，适合用低枕头的人使用；高反弹床垫有多种硬度，肌肉型的人及运动员比较适合硬度大一些的床垫。

在选择床垫时，建议在购买之前先试躺一下，要同时配合枕头一起试用，这样才能选出最适合自己的床垫。当你仰卧在床垫上时，如果腰部悬空，或者脚尖朝向外侧，说明床垫过硬，导致臀部被往上顶，使骨盆向外扩张，于是出现了脚转向外侧的情况；如果臀部下沉，就说明床垫太软。

12

特殊情况下如何睡？

我们知道了睡眠的重要性，自然会想要每天都有充足的睡眠和良好的睡眠质量。然而生活中，总有一些突发状况让我们无法按照自己的意愿去睡个好觉，其中就包括身体状况不佳。人在身体状况不佳时，身体从内到外都会感到不舒服，这种不舒服会直接影响我们的睡眠质量，让我们入睡困难，或者睡到一半时因为极度的不适而醒来。

水肿怎么办？

由于每天要长时间坐在电脑前或四处拜访客户，很多人的脚到了傍晚会出现水肿，直到晚上入睡前，水肿也不会消退，让人感到很不舒服。这种情况在女性和高龄者中尤为普遍。导致这种情况的原因是心脏通过动脉将血液输送到全身后，肌肉的帮辅作用不足，从静脉回流到心脏的功能变差了，血液难以回流到心脏，脚部便会发生水肿。

既然水肿原因找到了，那么消除水肿的办法也就显而易见，只要抬高下肢，让血液回流至心脏就可以了。脚部水肿的人在入睡前可以选择仰卧姿势，然后在小腿下放一个靠垫。一般情况下，只需要15分钟左右，水肿就会消失，然后就可以拿走靠垫，睡个好觉了。

如果水肿的情况比较严重，即使抬高下肢也不会消除，三桥美穗说，可以在睡觉时穿上睡眠用的减压袜。相比于日用款的减压袜，睡眠款会从脚踝进行加压，对下肢产生压力，而且不会过于束缚。对于脚部水肿的人来说，这种袜子能恰到好处地促进他们腿部静脉的运动，消除水肿以及水肿带来的不适。而且这种袜子采用了不包覆脚趾的设计，有利于散热。

"辛氏卧位"

怀孕期间的人因为腹内器官受到挤压，同时子宫会不同程度地向右旋转，三桥美穗建议，怀孕期的女人最好采取"辛氏卧位"的姿势。孕妇向左侧卧时将下方的手臂放在背后，左腿伸直，右腿屈膝，同时在弯曲的手臂和膝盖下放置靠垫。这样既可以减轻子宫的右旋转，缓解子宫供血不足，也有利于改善下腔静脉受到的压迫，增加回到心脏的血流量。

"辛氏卧位"不仅适用于孕妇，也同样适用于会打鼾且身材稍胖的人。很多打鼾的人在仰卧时，舌头会因重力而向喉咙深处收缩，造成呼吸道狭窄而打鼾，而侧卧或俯卧则不会发生这样的情况。侧卧时可以在背部固定一个枕头，因为背部有了阻碍，人便无法仰卧，也就自然而然变成侧卧。

如果打鼾者是50岁左右的女性，而且之前没有出现过打鼾的情况，三桥美穗建议她们用"转舌头运动"锻炼舌头的肌肉。因为，这类人群出现打鼾是女性激素的黄体素减少，肌肉变得缺少弹性，进而导致呼吸道变窄。

TIPS

"转舌头运动"的具体方法为：

轻轻闭上嘴，将舌尖抵在口腔内侧，一边轻轻向外推，一边缓慢绕圈，绕圈过程中舌尖不能离开口腔内侧；绕圈时，以左颊内侧运动 2 圈、右颊内侧运动 2 圈为一次。

将这套运动在早、中、晚各进行 3 次以上。等到习惯了之后，可以适当增加每一次的次数。这套动作不但能缓解打鼾，还能改善咬合及头痛等问题，让人睡得更好。

"骨盆前倾"体形的人如何睡觉？

有不少女性虽然白天会因为拥有翘臀的美妙曲线而招来许多羡慕的眼神，可是到了夜里，她们却不得不忍受因为臀部与腰部弯曲程度相差太多而导致的腰痛。在男性当中，这种情况也同样存在。三桥美穗说，这些人腰痛的主要原因是他们属于"骨盆前倾"体形。

属于"骨盆前倾"体形的人因为臀部和背部之间的弧度过大，躺下后腰部无法直接碰到床，一直处于紧张状态，无法得到舒展，于是睡觉时会感觉非常累，还会腰痛。在睡硬床时，这种感觉尤其明显。对于这种体形的人，三桥美穗建议，睡觉时在腰下的空隙处放一条折过的薄毛巾，以达到支撑腰部、减轻腰部负担和腰痛症状的作用。在折叠薄毛巾时，要将薄毛巾的长边折三次，然后放在与身体垂直的方向。如果高度不够，可以再折一下，直到调整为刚好适合空隙的高度。也可以在膝盖下放一个靠垫，微微抬高大腿的位置，使腰部的位置降低。

13

适合入睡不规律人士的定锚睡眠法

现代人因为工作繁忙，常常需要熬夜加班、去国外出差，或者长时间过着黑白两班颠倒的生活。

有时，越是废寝忘食地工作，效率反而越低，特别是整夜不睡去工作，效率更低。人在起床 17 小时后（如果早晨 6 点起床，到了晚上 11 点），人的大脑就会变迷糊，就像喝下 180 毫升左右日本酒后的状态。这时再继续工作，是无法保证效率和质量的。即使此时靠喝咖啡提神，也得不到好效果，因为咖啡因只能阻断睡眠物质对睡眠中枢的作用，并不能消除疲劳。

那么，不得不熬夜工作的时候该怎么办呢？三桥美穗说，遇到这种情况，不如先去睡 90 分钟左右，让大脑得到短暂的休息，如果担心睡得太舒服会醒不来，可以开着灯，然后遮住眼睛，躺在沙发或者地板上小睡一会儿。小睡之后，可以用吹吹冷风、伸伸懒腰的方式赶走剩下的睡意，然后再继续工作。等到睡意再度降临时，再坐在椅子上小睡 15 分钟即可。这样，既可以消除一定的疲劳，提高工作效率，也不至于过度缺少睡眠。

还有不少因为经常上夜班而出现睡眠问题的人，这类人出现睡眠问题的主要原因是生活不规律，出现生物钟紊乱的情况。如果想要改变这种情况，将倒班的影响控制到最小，最好的办法是采用"定锚睡眠法"，即固定睡足必要睡眠时间的一半，然后将剩下的一半放在能睡的时候再睡，从而保持一定的生理规律。

三桥美穗说，如果能够将核心睡眠时间定在凌晨0点到4点之间，身体机能下降的状况就可以控制在最低程度内。比如，一个人的最佳睡眠时间是7个小时，那么采用"定锚睡眠法"后，他只要能保证每天在凌晨0~4点内睡足3.5个小时，然后在其他可以睡觉的时间里补足另外3.5个小时，他的身体机能就不会受到特别严重的影响。

针对如何倒时差的问题，三桥美穗给出的建议是，可以通过控制好饮食、光线，以及在飞机上的睡眠方式来进行调节。

哈佛大学根据"早餐前的空腹时间越长，生物钟就会重置的机制"进行了一项研究。结果表明，如果人能保持16个小时不进食，然后再吃早餐，那么时差问题就可以被一次性解决。也就是说，如果一个人早上11点从北京出发，需经11小时的飞行到达伦敦，那么只要他从前一天的下午5点开始就不吃任何东西，然后下飞机之后马上吃晚餐，并且第二天早上之前都不吃任何东西，时差就可以被消除。

同样以上面的行程为例，对于无法忍受饥饿的人，三桥美穗建议他们在飞机上尽量保持清醒。如果实在想睡，要选在坐飞机的前半段时间入睡，并且睡眠时间要控制在1~2小时内。如果到达当地的时间是夜晚，则要确保自己在到达目的地时能够积累足够的睡意。如果到达时间是在中午，那么就可以好好在飞机上睡一觉，到达之后，可以顺应当地的作息时间，吃点东西、晒晒太阳，就可以调整好时差。

14

10个入睡前的小习惯

想要睡个好觉，就必须养成良好的睡眠习惯，不做可能影响睡眠的事。三桥美穗推荐了10个有助于入眠和好眠的小贴士，如果能够做到这些，那么拥有优质的睡眠就会变成一件简单的事了。

（1）就寝前8小时内禁止打瞌睡。

很多人都有过这样的情况：本来吃过晚餐后想坐在沙发上看会儿电视，结果电视没看多久便打起了瞌睡。这是因为此时副交感神经已经开始运作，加上白天工作很忙、回家后做家务又太累，所以一坐下就会不小心睡着。这样的小睡虽然能够缓解疲劳，却同时也剥夺了一部分夜间的睡眠时间。就寝前的8小时内，睡的时间越长，睡得越熟，夜间的睡意就会越少。所以三桥美穗建议人们，就寝前的8小时内不要打瞌睡，即使是午睡也要控制在30分钟内。否则，虽然能缓解上午的疲劳，令下午的精神更好，但也会令晚上睡不着。

（2）选一本难读的书作为枕边书。

有些人在开会或看书时会产生浓浓的睡意，是因为他们对开会的内容和看书没有兴趣，换句话说，就是人在从事自己没有兴趣的事情时特别容易感到困倦。大脑会在想要消除痛苦时分泌 β 脑内啡，这种物质因为有镇痛、令人感到轻松和幸福的作用，所以也被称为"脑内麻药"。如果利用好大脑会分泌 β 脑内啡的这一特点，在睡前阅读一些难以理解的书，可以起到助睡的作用。比如哲学书、高深的专业类书籍等。

（3）下午5点之后将室内照明切换到暖色系。

越是偏向冷色系的光线越容易让人充满活力，精神饱满，所以白天光线非常充足的时候，人们也通常是精力十足的。等到傍晚，太阳渐渐落下，阳光渐渐变得昏暗，人们便会随之产生困意。自然界对光线的控制原本已经很完美，然而现在很多人都认为在昏暗的光线中阅读对视力有害，于是室内光线刚一变暗就会开灯，让屋里恢复明亮。事实上，这样做会让强烈的光线促进交感神经的活跃度，令人感到兴奋，不利于交感神经和副交感神经自然切换。三桥美穗建议，傍晚之后，最好将室内的照明切换成如同夕阳般的暖色系，以此抑制交感神经的活动。

（4）就寝前一小时调暗室内光线。

光线越暗，越容易分泌褪黑素，越容易令人产生睡意。在睡觉前，要尽量避免室内出现强烈、耀眼的光线。虽然一开始可能会觉得光线过暗，但时间长了，就会感到很舒适了。三桥美穗在家中安装了一种多功能的照明灯，只要连续按下开关就能对光的色调进行调节。这样就可以根据不同时间对光线的需求，将光线调至相应的色彩和亮度。睡前一小时将室内的光线调至150勒克斯的微暗程度。如果不确定光线是否合适，可以在手机里下载一个能够测试亮度的软件，对光线进行测试。睡前沐浴时，也要注意控制沐浴时的灯光，如果是干湿分离的浴室，并且门是半透明的，可以只开更衣间的灯，不开浴室内的灯，这样可以避免因强光照射导致睡意消失。

（5）心烦睡不着时降低脑袋的温度。

如果因为心烦、思虑过多而睡不着，可以在睡前用保冷剂对脑袋进行降温，从而减缓大脑的代谢，令大脑产生睡意。但需要注意的是，不要直接将保冷剂放在额头或是后脑勺，以免温度太低令大脑清醒。三桥美穗说，没有保冷剂的话，也可以将红豆放入带有拉链的小袋子里（参考尺寸：17 厘米 ×13 厘米），然后将小袋子放入冰箱的冷冻室。等到睡前，将冰凉的冷却袋取出放在枕头中间——人躺下时刚好贴到后脑勺上的位置，这样就可以让大脑冷静下来。红豆本身含有 15% 的水分，最佳保冷效果可维持 20~30 分钟。

（6）让大脑想着"嗯"的声音。

如果已经躺在床上，却还无法停止思考，可以闭上双眼，塞住耳朵，让大脑去想"嗯"的声音。一边想一边用鼻子呼出细长的气息，然后试着放松全身的力量，缓慢地进行呼气和吸气。如果身边没有其他人，也可以像哼唱般轻轻地将声音发出来。这种方法对于放松精神十分有效，通常只需要 1 分钟就可以让大脑变得安静。如果停止之后又开始胡思乱想，那么就继续重复这一动作吧。

（7）试试"好眠舒展法"。

工作了一天的人，不仅精神上会感到压力，身体上也会感到很大的压力。三桥美穗发明了一种只需要 1 分钟便可以做到的"好眠舒展法"：首先将浴巾折成 10 厘米高的筒状，放在床上，身体躺在床上，脊椎刚好压住毛巾筒；保持仰卧的状态，将双手打横，再弯起手臂，向外轻轻转 20 圈；然后，手心向上放在身体两侧，闭上眼睛，深呼吸10次，吐气时想象身体正在向床垫沉入；最后拿掉浴巾，全身放松地入睡。这种舒展法能够扩展胸腔，让呼吸变得深沉，让肩得到放松，睡觉时容易翻身，还能缓解肌肉僵硬、促进血液流动、消除疲劳。

（8）促进血液循环的毛巾操。

人在一晚的睡眠中要翻身20次左右，然而白天长时间维持固定姿势的工作会使肩胛骨附近的肌肉变僵硬，无法在睡眠中顺利翻身，导致身体的疲劳无法消除。三桥美穗针对现代人的这一问题设计了一套能够促进血液循环的毛巾操。

第一组：站立。双手与双脚分至与肩同宽，双手抓住毛巾的两端，高举过头，然后一边吐气一边慢慢向左倾斜，停留3秒钟，再向右倾斜。如此，重复做三次。

第二组：站立。双手抓住毛巾两端高举过头，然后边弯曲手肘边下降，让毛巾置于后背，接着将毛巾往左右两侧拉扯，每侧10秒左右。如此，重复做三次。

第三组：仰卧。将毛巾放在右脚脚心处，并向上伸展，接着一边伸展腿一边将毛巾向身体方向拉近，然后再缓缓放平，之后换左脚重复同样的动作。如此，重复做三次。

（9）温暖眼部、颈部和腰部。

眼睛、后颈和腰部都是非常容易疲劳的部位，温暖这些部位能够缓解疲劳，放松身体，有助于睡眠。因为控制眼球运动的眼神经属于副交感神经，温暖眼部除了缓解疲劳外，还能促进副交感神经的运动，令人产生困意。

> **TIPS** 可以自制一个热敷袋：将120克糙米、100克炒过的米糠、30克天然盐和1根干辣椒一并放入一个棉布袋中（参考尺寸：12厘米×22厘米），用线缝好边缘。热敷时，用600瓦的微波炉加热60秒左右，热敷在相应的部位即可。注意，不要过烫。

在温暖眼部时，如果没有其他工具，可以采用一种最为简单的办法，就将双手摩擦生热，然后将变热的掌心盖在眼皮上，用鼻子吸气，用嘴巴吐气。这样做可以起到温暖眼部、放松大脑的作用。

（10）眺望星空。

眺望星空有助于入睡和熟睡，其主要原理在于，这一行为能够促进自主神经从交感神经切换到副交感神经。同时，在观望远方时，人的瞳孔会缩小并放松。眼睛放松了，大脑也就放松了。夜晚入睡前不妨看一看星空，这样既能放松眼睛，也能放松心情。看到宇宙的浩瀚，再想想自己的渺小，又有什么事情是想不开、过不去的呢？

15

三桥式起床法——拉拉耳朵，就可消除睡意？

睡眠方面的问题，每个人各有不同。有些人苦于晚上睡不着，有些人却苦于早上醒不了。事实上，很多早上无法清醒的人并不是因为睡眠不够，而是没有找到诱发清醒的好方法。三桥美穗说，想要消除早上起床的痛苦感，只需要做一个简单的小动作就可以了。

用双手同时捏住左右两耳的耳垂，将耳垂慢慢向下拉 3 秒，然后放开。重复该动作 4~5 次，人就可以变得清醒许多。随后，还可以揉搓整个耳朵，并上下揉捏，这样可以促进全身的血液循环，让整个人都清醒起来。

为什么拉一拉耳朵能够产生如此神奇的功效呢？

德国资深外科教授沃特·哈特巴赫认为，耳朵上的各个部位都连接并反射着身体的各部位。在我国的中医理论中，也有通过观察耳朵的色泽、形态来辅助诊断及鉴别病症的内容。耳垂位于耳郭的最底部，只有脂肪和纤维组织，没有软骨。而且，耳朵上的穴位有 100 个以上，对大脑最有效的穴位也分布在耳垂上。

人耳朵上的皮肤非常薄，很敏感，受到刺激后很容易传递到全身。搓搓双耳，能够让整个身体都感到暖乎乎的。体温一上升，人就切换到活动模式了。对于没有太多时间运动的上班族来说，这是一个提神的好办法。当在工作中感到困倦时，只要对耳朵进行按摩，将耳朵上缘处往上拉，中间往横向拉，耳垂往下拉，就可以很快减轻睡意。

除了耳朵，我们也可以通过按压其他穴位来让自己清醒，比如睛明穴。睛明穴位于内眼角稍上方一些的位置，做过眼保健操的人对这个穴位会比较熟悉。在按压睛明穴时，不要往眼睛的方向按，而是要边吐气边轻轻往鼻梁方向按。如果按压过后觉得视野清晰了许多，就说明按压的位置是正确的。然后，可以将大拇指放在眼睛上方的骨头，边吐气边将骨头轻轻向上方推。然后将两指指尖轻轻放在左右眼下方的骨头上，边吐气边将骨头像是往下推般按压。做完这一套动作后，眼睛周围会比较舒服，人也就清醒过来了。

做完上面的穴位按压后，在食指和大拇指骨头交接处，靠近食指的地方找到一个凹陷处。这个凹陷处叫合谷穴，长时间按压此处，然后再慢慢按压头顶的百会穴，能够对体内自主神经进行调节，令人感到神清气爽。

16.

对付起床困难症的终极大法

如果睡醒之后，连睁开眼睛都感到困难，那么此时要做的就不是拉耳朵或按压穴位了，而是先让注意力集中到睁开眼睛这件事上。人在刚睡醒时意识会比较模糊，所以才会出现"明明已经睡醒，翻个身又睡过去了"的情况。因为光线射入眼睛后，能够抑制褪黑素的分泌，让头脑变得清醒，所以此时如果能够睁开眼睛，然后凝视一点，同时脑子里想着"我要起床"，意识就会渐渐变得清楚。

考虑到突然射入眼睛的强光可能对人产生过于强烈的刺激，导致不适，甚至会令人重新闭上眼睛，再次睡去。三桥美穗建议大家在睡觉前将窗帘拉开一点缝隙，这样早晨的房间里就不会突然射进大面积的光线。或者利用唤醒灯在清醒前的 20~30 分钟内发出由弱渐渐变亮的光线，给人以自然的过渡，促进自然清醒。当然，如果是那种不易清醒的人，也可以采用定时器对身边的台灯进行定时，在指定的时间里台灯亮了，就会将沉睡的人唤醒。等到他睁开眼睛后，再去进行拉耳朵的动作。

另外，人的眼睛在感受到蓝光的时候会更容易醒过来，所以三桥美穗建议人们可以用手机闹钟代替传统的闹钟。手机闹钟响后，人的眼睛会在看手机屏幕时接收到蓝光，如果看到有未读信息或未接电话的话，还会继续查看，这时，大脑会在各种信息的刺激下变得活跃。起床之后进行少量的运动也有助于清醒，随着指尖的运动，身体其他部位的运动区也开始工作了，整个人也就变得清醒了。

如果想要在清醒的同时拥有明朗的心情，也可以用定时器对音乐播放器进行设定，让它能够在我们早上醒来的同时播放一些充满生命力的音乐或动物叫声，比如能够让人产生舒畅感的鸟鸣声。考虑到呼吸会和音乐同步，三桥美穗建议播放列表中的音乐应该是轻快的，有节奏的，能够让人不由自主随之哼唱的曲子。第一首应设为由慢节奏进入快节奏的乐曲，这样有助于副交感神经到交感神经的切换。

加了定时器并安好时间香薰用具也可以起到闹钟的功效。适合早上使用的香薰材料应该是令人神清气爽的香味，比如胡椒薄荷、柠檬、尤加利、葡萄柚等。如果家中没有香薰用具或定时器，也可以在睡前制作一个精油口罩，将某一种气味清爽的精油滴在口罩上，然后用密封袋装好，放在枕边。第二天起床后，将口罩拿出戴在脸上，就可以起到提神效果。

终于顺利起床之后，先将窗帘拉开，让更多的阳光照进房间，眺望外面明亮的天空。同时，用鼻子分4次进行短促地吸气，一边吸气一边想象肋骨正在扩展；然后运用腹部的力量将吸入的空气从嘴边用力吐出，一边吐气一边想象腹部和背部相贴。最后，在阳光中穿好衣服，梳洗打扮，看报纸，吃早餐等，睡意就会越来越少，最后消失不见。三桥美穗说，建议大家调整呼吸的原因是，呼吸系统是唯一可以用自我意识进行控制的自主神经系统。当我们吸气时，我们的交感神经会运作，肌肉会变硬；当我们吐气时，副交感神经会运作，肌肉会放松。我们在以副交感神经运作为主的睡眠状态下放松的身体，能通过吸气让身体变得紧实，进而切换成活动模式。秘诀是早上的时候，吸气时间长一些，晚上的时候吐气时间长一些。

17.

练习：睡前的基本呼吸

正常成人在安静状态下呼吸一次的最佳时间是 6.4 秒，每次吸入和呼出的气体量大约为 500 毫升。我们可以通过对呼吸的调节来让我们睡得更好。

睡眠的本质是放松，想要睡好的要素之一也是放松。人越是放松，越容易进入熟睡状态。然而，当今社会上的人总是需要面对非常大的压力，减压的办法之一是进行冥想。这种方法在欧美非常流行。

冥想法有很多种，最初级的一种是仅仅将意识集中在呼吸上，对呼吸进行调整。这是一种能够消除疲劳，提升专注力和想象力的简单方法，如果躺着进行，能够让人很快进入放松状态，渐渐入睡。方法如下：

仰卧在床上，双脚与肩同宽。翻转双手，将手心朝向天花板，并与腰部分开一些距离。然后将意识集中在眉间，静静地、慢慢地吸气，再有意识地吐气，再自然地吸气，让空气自然进入肺部。接下来，一面慢慢呼吸一面将注意力全部专注于呼吸这件事。如果脑中浮现出了其他事，再将意识拉回到呼吸上。重复几次后，便可以平心静气地进入睡眠了。

在了解冥想的基本呼吸后，三桥美穗在这一方法中加入了自己的理念。她说，可以在冥想时将自身与宇宙结合为一体，从冥想自己是宇宙的一部分，延伸到自己就是一个宇宙。当意识集中在眉间时，静静地、慢慢地深呼吸，并在吐气时将脑中浮现的思考、感情都一起排出去。等到脑中一片安静后，想象自己的体内充满着纯白闪亮的光芒，然后想象光芒渐渐扩大，充满整个房间，充满每条街道，充满整个世界，最后充满整个宇宙。感受着自己和宇宙渐渐融为一体，然后渐渐入睡。

很多人的身体时常处于无意识的紧绷，但他们自己并没有意识到这一点。三桥美穗说，有一个简单的办法可以确定自己的身体是否处于紧绷状态——检测一下左侧的鼻孔是否通气。鼻子的左侧与副交感神经相通，右侧与交感神经相通。如果左侧的鼻孔不通气，那么身体很有可能是处于紧绷状态了。

睡觉时鼻子不通气，无法将充足的氧气送到大脑，导致大脑混沌不清。为了改善这种情况，三桥美穗建议采用瑜伽的鼻孔交替呼吸法，让鼻子的呼吸畅通，同时调节自主神经，活化脸部血液循环，让身体放松，从而达到良好的睡眠。

TIPS

鼻孔交替呼吸法的具体步骤总共分为四步：

首先，用左手或者右手食指按住右边鼻孔，只用左边的鼻孔缓慢吸气4秒；然后，用左手大拇指按住左侧鼻孔，用右侧的鼻孔缓慢呼气4秒，要将气完全呼出；将气完全呼出后，用左手大拇指按住左侧鼻孔，用右侧鼻孔吸入一大口气；最后，用左手食指按住右侧鼻孔，用左侧鼻孔将气完全呼出。

我们也可以在睡前一边呼吸，一边仔细感觉身体的各个部位，对每一个部位进行放松。首先放松下巴，然后放松眼球深处的力量，再一边慢慢地吐气一边放松脚尖、脚后跟、脚踝、小腿、膝盖、大腿，最后放松到头顶。

　　另外，还有一种渐进式肌肉放松法也很有效，这种放松法既可以在床上进行也可以坐在椅子上进行，具体方法为先用力将身体某一部位的肌肉绷紧，然后一口气放掉所有的力气。渐进式肌肉放松法有3个重点：一是用八成的力气坚持5~10秒，二是让一口气放掉力气的过程持续10~20秒，三是体验用力放松力气的感觉。

　　在对肩部进行渐进式肌肉放松法时，要将双肩往上提到几乎碰到耳朵的程度，再一口气放掉力气；在对胳膊进行渐进式肌肉放松法时，双手要用力握紧拳头，手肘弯曲，双臂用力夹紧腋下，接着一口气放掉力气，让自己呈现出一种提线木偶断了线的样子，让肩膀和头部一口气往下放松；在对下肢进行渐进式放松法时，两脚高举至地面平行，脚趾朝向天花板，接着像是要将脚后跟推出去般用力，臀部也用力，再一口气放掉力气。最后，让全身各部分同时用力，再一口气放掉力气。

TIPS

　　三桥美穗提醒大家：在选择睡眠方式时，不能太盲目，一定要以自己的具体情况为基础，即使很多人都说某一种方法非常有效，即使这种方法确实有科学根据，也不要钻牛角尖，强制自己严格按照那个方式去做。我们可以抱着"既然很多人都适用，我不妨也试试看"的态度去尝试。如果试过之后发现并不适合自己，就不要再坚持了。

第三章

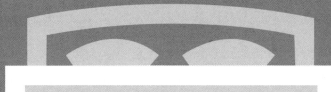

福辻锐记：
夜晚熟睡，早起清爽

福辻锐记◎——ASUKA 针灸医院院长。被日本 TBS 电视台选为 50 位日本名医之一，拥有 30 多年临床经验，诊治的病患多达 5 万人。出版了《只要睡觉，骨盆减肥法》《深短睡眠》等与睡眠、健康有关的著作，在日本畅销超过 200 万本。

1

福辻的睡眠测验

福辻锐记将人们睡不着的原因分为了10种，并针对这10种原因列出了用来检视的问题。如果你存在睡眠方面的问题，可以通过这个检视表来判断一下，睡不着的原因究竟是什么？

福辻锐记睡眠问题类别检视表

请阅读以下问题，在符合个人状况的问题描述前打钩，根据最后的判定结果来解读睡不着觉的原因。

问题一	检视结果
A. 吃过午餐之后会产生强烈的睡意，但是稍微打个盹儿之后，就会感觉神清气爽 B. 假日的睡眠时间会比平日里多出 2 个小时以上	问题一有两项符合：有睡眠不足的倾向 存在这方面睡眠问题的人，需要弄清楚自己的最佳睡眠时间，并严格执行。也可以通过后面提到的伸展操及其他运动等进行调节
问题二	检视结果
A. 睡眠时间明明已经很充足了，可是到了中午还是会有睡意 B. 早上醒来之后，会去再睡一次或者两次的回笼觉	问题二有两项符合：有过度睡眠的倾向 因为睡眠时间太长，导致睡眠变浅，没有熟睡感。存在这方面问题的人可以逐步减少每天的睡眠时间，并找出最佳的睡眠时间。可以采用记录睡眠日记的方式进行调节
问题三	检视结果
A. 因为工作的关系，就寝的时间不固定，有时会存在 3 个小时以上的差异 B. 周六、周日和假日的工作繁多	问题三有两项符合：哪怕生理时钟正常，也有可能与实际的生活时间不合 通常情况下，人在早上接触到阳光时，生物钟会自然而然地启动。存在这方面问题的人需要固定一个起床时间，并且保证自己每天都在这一时间起床。如果实在不能，也可以通过拉上窗帘或雨窗等，创造一个良好的睡眠环境

问题四	检视结果
A. 早上起床之后感觉迷迷糊糊，打不起精神，有时还会迟到 B. 属于夜猫子的生活状态，多半都是天亮时才就寝	问题四有两项符合：生活节奏和生理时钟有落差 存在这方面睡眠问题的人，生物钟往往会比健康的人晚几个小时。想要改善这种状况，要先改善饮食或者生活习惯，将生活节奏调整到能与自己的生物钟相一致的状态
问题五	检视结果
A. 拉上房间的窗帘和雨窗之后，能一觉睡到日上三竿 B. 睡觉之前一直看电视或者玩游戏	问题五有两项符合：生理时钟失调 存在这方面睡眠问题的人，很可能因为早上起床时没被阳光照射到，生物钟的开关没有打开。这类人可以采用记录睡眠日记的方法，判断自己的睡眠情况，然后调整到接近正常生活的模式
问题六	检视结果
A. 回家偏晚，经常过了深夜 11 点才吃晚餐 B. 几乎不吃早餐	问题六有两项符合：缺乏早餐型 早餐有让身体觉醒的功效，存在这方面睡眠问题的人因为没摄入早餐，所以白天提不起精神。早餐的摄入还有利于晚上促进睡眠激素的分泌。所以想要改善这一症状，需要先努力改正不好的饮食习惯

问题七	检视结果
A.饮酒、抽烟都过量，睡前也会喝一些酒 B.存在工作上的烦恼，在人际关系方面遇到瓶颈	问题七有两项符合：酗酒或抽烟 摄入适量的酒或香烟能够减轻一定的压力，然而一旦过量，就会干扰睡眠。睡前喝酒，身体便需要消耗一部分的体力去分解酒精，导致睡眠不好；而烟中的尼古丁则有提神的作用，会妨碍睡眠
问题八	检视结果
A.学校、职场等生活环境发生了改变 B.夜里会起来上厕所好几次	问题八有两项符合：有压力过多的倾向 存在这类睡眠问题的人，也许是在自己没有意识到的情况下累积了太多压力。解决这种情况需要先了解压力的成因，然后找出放松精神的办法，比如泡澡或做伸展操
问题九	检视结果
A.睡眠当中打呼噜很严重，有过呼吸中止的现象 B.白天开车时曾经有强烈的睡意	问题九有两项符合：有睡眠呼吸中止综合征的可能性 睡眠期间呼吸停止可能会引起睡眠不适，出现这种情况后，需要尽早去医院查明，及时接受治疗

问题十	检视结果
A. 已经很努力了，却好像得不到正面的评价	问题十有两项符合：可能是工作或人际关系方面有烦恼或不安，导致压力增加
B. 觉得工作或学校很无趣，想放弃工作或学习	当压力成为影响睡眠的因素时，先要解决的是除去心理上的不安，以免治标不治本。当压力恶化成抑郁症后，治疗也会变得更加困难，所以一定要尽早接受治疗

　　从以上的问题和结果中，我们可以了解睡眠的模式和导致失眠的原因。只要改善生活习惯，大部分睡眠障碍都可以得到改善。

2.

福辻的忠告：睡前 2-3 小时，禁食禁烟禁酒

在改变生活习惯这方面，福辻锐记建议有吸烟习惯的人要戒烟，如果实在无法戒掉，那么至少在就寝前 2~3 小时内不要吸烟。因为烟中的尼古丁在被人吸入后，只需要 8 秒就能到达大脑，让大脑感到清醒，并且持续的时间长达 30 分钟。之后虽然其作用会稍微降低，但同样会影响睡眠。

谈完烟，再来谈谈酒。很多人认为，喝酒能促进睡眠，让人很快昏睡过去。事实上，酒精会对人的交感神经产生刺激，使人在睡着之后，大脑仍然处于清醒的状态，这样对大脑的休息是非常有害的。如果无法消除大脑的疲劳，就不能睡得好。

福辻锐记建议，睡前的 2~3 小时内也不要饮酒。如果一定要在夜晚喝酒，那么在睡觉前，喝上 2~3 杯的淡水，因为人体在分解酒精时会消耗大量的水分。这也是为什么很多人在夜晚喝醉酒之后，会在睡觉中途醒来找水喝的原因。

有的人喜欢睡前一边吃东西一边看电视，觉得困了就马上去睡。这也是不利于睡眠的生活习惯。吃完东西后，肠胃需要蠕动消化食物，使人感到疲劳，所以睡前吃东西也会影响睡眠。

福辻锐记建议，晚上如果非常想吃东西，最好也要在睡觉前 2~3 小时之内结束。另外，一日三餐最好按时吃，不要因为忙碌、减肥

或各种原因错过三餐，否则很容易导致生物钟紊乱，对睡眠产生不利的影响，严重时还有可能会导致抑郁症。

早餐，加根香蕉吧

在日本，对很多上班族来说，最好的助眠方法是饮食。因为他们每天都十分忙碌，虽然知道自己有各种各样的睡眠问题，却抽不出时间去接受治疗。虽然药物也可以帮助睡眠，但药物所带来的副作用非常多。既然每个人每天都需要吃东西，那么依靠饮食来调节睡眠可谓是最便捷且最安全的方法。如此，既不用在自己的日程中多添加一些内容，也不需要掌握什么身体或心理上的技巧，吃好了，自然就睡好了。

通过调节饮食来改善睡眠质量包括以下两方面。

一是控制饮食的量，不吃太多，也不吃太少。吃得太多，最明显的问题就是胃胀不适；吃得太少，腹中饥饿，自然也睡不安稳。另一方面是控制饮食的成分。这一点比较复杂，但是对睡眠的影响也更大。

那么，哪些食物是有利于人们快速入眠的呢？福辻锐记指出，这样的食物有很多，比如香蕉、胡萝卜、蜂蜜、鱼、豆制品等。哪怕只是一杯水，只要我们在特定的时间摄入相应的量，它就可以帮助我们快速入睡。当然，每个人对食物的喜好不同，对食物的烹饪、食用方式也不同。我们并不是强制要求，只是建议。

福辻锐记还认为，早起补水后吃一点水果是很有必要的。因为水果中有葡萄糖，可以补充大脑的能量，让大脑保持清醒。

水果中不但含有大量的果糖和葡萄糖，还有充足的维生素、丰富的水分和有机酸，并且口感温和、容易促进唾液的分泌，增加我们的食欲。

福辻锐记建议，在早餐时还应当多摄入一些富含色氨酸的食物，因为这些食物到了夜晚会转化成有助于睡眠的褪黑素。在水果当中，富含色氨酸的首选香蕉。大多数人知道香蕉有促进肠道蠕动、通便的作用，却不知道它还是一种极佳的助眠水果。除了香蕉，肉类、乳制品、蜂蜜、火鸡、红枣、燕麦、坚果和豆类、金枪鱼、贝类、糙米等也含有色氨酸。

4.

睡不着的时候，喝一碗味噌汤吧

在日本，一碗热气腾腾的味噌汤是生活中不可或缺的食物。一碗美味的味噌汤通常由鲷鱼、白萝卜、鱼骨、五花肉、海带等食材混合味噌酱熬制而成——也可以根据自己的喜好搭配所用食材。味噌汤里富含蛋白质、氨基酸和食物纤维等物质。在日本，无论街边小店还是高档料理店，都可以喝到味噌汤。这种汤喝下后不但能够暖身醒胃，还有一个功效就是有助于睡眠。很多日本人的家中会备有约226.8克装的速食味噌汤，当晚上睡不着时，他们就会冲一碗，既是一种美味，也是一剂辅助睡眠的良方。

为什么味噌有助眠功能呢？

这是因为味噌是由黄豆制成的——它是以黄豆为原料，加入盐和不同的曲发酵而成，和我国的大酱、黄豆酱制作工艺有些相似。黄豆里含有大量能够促进褪黑素产生的色氨酸，所以也就有助眠的功效。味噌有赤味噌和白味噌之分。赤味噌的制曲时间长，颜色比较深；白味噌的制曲时间短，颜色比较淡。从原料上来分，味噌又可以分为米味噌、麦味噌和豆味噌。米味噌和麦味噌中除了有大豆、盐外，还加入了蒸熟后通过霉菌繁殖的米和麦；豆味噌则是直接在蒸大豆时使霉菌生长而制得的味噌。

现在，味噌在中国的大型超市里都可以买到。

5.

日本人入睡前的 "宝水"

福辻锐记认为，水对睡眠有非常重要的意义。

他说，过去，日本人睡前都会在床边放一杯水，并称之为"宝水"。为什么说它是"宝水"呢？这是因为这杯水可以预防睡眠时的脱水状态。而且第二天早上，因喝了水而产生的尿意能够让人自然而然地醒来。

很多人认为睡前不应该喝水，因为喝水之后很容易在熟睡时产生尿意而不得不中断睡眠，并且第二天早上眼睛也会肿。但福辻锐记说，并非如此。人在睡觉时汗腺特别发达，会比清醒时多流大概一杯到两杯水容量的汗液，这样可以保证人体温度在出汗时有所下降，有利于人进入深层次的睡眠。而流汗说明人体内的水分在不断减少，进而呈现出类似脱水的状态，这种脱水状态虽然不会像真正的脱水那样危及生命，但也会让人感到不舒服，从而影响人们的熟睡。人即使不会因为这种不适醒来，也会睡得不安稳。

福辻锐记建议，可以通过水分的摄入来调节起床的时间。如果想要早点起床，睡前可以多喝一点；如果想要晚点起，睡前可以少喝一点，这样就能睡一个安稳觉了。

睡觉前，除了可以喝温水外，还可以喝花草茶或者温牛奶。很多花草茶本身就有助眠的作用，比如薰衣草茶、洋甘菊茶、百合枣仁茶等。薰衣草能够缓解神经紧张，怡情养性；洋甘菊可以舒缓焦虑，令人身心放松；百合能够泄降心火，让人感到平静。酸枣仁同样有宁心的效果，搭配使用，助眠效果更佳。也可以在花草茶中加入一些蜂蜜，蜂蜜能改善血液的成分，消除疲惫。

牛奶中含有两种催眠物质：一种是色氨酸，另一种是对生理功能具有调节作用的肽类。这两种物质结合起来才会对人体产生作用，非常有助于放松。另外，牛奶中的钙也能减轻人体的内存压力，稳定神经，对于因体虚导致神经衰弱的人来说，睡前喝一杯温热的牛奶有助于安眠。但需要注意的是，有一些人属于乳糖不耐受人群，即乳糖酶分泌少，不能完全消化分解母乳或牛乳中的乳糖，喝完牛奶之后会产生胃痛、腹痛等症状。这类人群在选择牛奶时最好选择低乳糖或者零乳糖的牛奶，以免喝完后肠胃不适，更加影响睡眠。

除了睡前要补充水分外，早起之后也需要及时补充水，可以喝白水，胡萝卜汁更好，因为萝卜汁中含有胡萝卜素等多种营养物质，具有明目、美容等作用。同时，还可以在胡萝卜汁中加入其他水果汁搭配饮用。

6.

夏天也应吃温热的食物

福辻锐记认为，温热的食物对睡眠有很大的帮助，无论何时，只要体内温热，就可以睡得很好。

而过凉的食物会降低我们身体的温度，使血管收缩，让身体处于紧张状态。同时，由于体温降得过快，会使大脑接收到一个错误的信号，以为人体内部的热量已经散发出去了，就会停止身体的排热工作。这样一来，人体内的余热就会蓄积下来，让身体感到更加难受，自然也就更加睡不好。

正确的降温助眠方法是喝一些热水。热水喝下去后能够扩张血管，促进汗腺分泌，有利于汗液的排出，降低体内温度。通过这种方式能够降低 2~3℃ 体表温度。体温降下来了，身体更轻松了，睡得也就更好了。

所以即使是在夏天，也应该吃温热的食物，喝温水。

睡不着时，听一听莫扎特吧

在选择助眠音乐的时候，福辻锐记建议聆听者选择自己喜欢的音乐，但也并不是聆听者平日里喜欢什么类型的音乐就选择什么类型的音乐。比如喜欢摇滚乐的人，在听到喜欢的摇滚乐时会特别兴奋，然后越听越亢奋，最后完全无法入睡。另外，人声演唱的柔美情歌也不是最佳选择，因为人声会对音乐造成一定的干扰，有的时候会让人过于关注歌词的内容而重新提起精神，助眠效果也会大打折扣。

福辻锐记推荐慢节奏的古典音乐，在所接触过的各种类型的音乐中，福辻锐记发现莫扎特的音乐最能够帮助人们熟睡。他认为这或许是因为莫扎特所作的大部分曲子中包含了大量超过 3500Hz 的高频率，而这种高频率能够对人类从延髓到大脑的神经系统、激素系统、血液循环系统产生刺激，使它们更好地运转。在医疗领域就存在一种通过莫扎特的音乐来治疗各种疾病的"莫扎特音乐疗法"。所以，福辻锐记将莫扎特的音乐视为助眠首选。

福辻锐记说，音乐对人产生的助眠效果是因人而异的，不能将这种认知强加给所有人。但他相信，一旦音乐成为自然睡眠的诱导剂，形成生活习惯后，人们就可以一进被窝便很快睡着了。

养一只宠物吧

　　福辻锐记相信，人在和宠物相处时比和人相处更放松。养一只宠物，多与它玩耍、沟通，心情会变得很好。他说，虽然从卫生的角度来看，与宠物同睡并不是一个好的决定，但从提升睡眠舒适度的角度来看，和宠物一起睡确实是个不错的选择。

　　宠物的主要意义在于陪伴，让人减少孤独感。孤独是很多现代人面临的一个大问题，它就像一只隐形的虫子，虽然看不到，却总能不时地跑出来咬人一下，让人情绪低落。此时，如果身边有一只宠物，它温暖且柔软的触感，有规律的呼吸和心跳，会让空荡的房间里多了一些声音和温度，会让人在黑暗之中感到无比的安心，孤独的感觉就会减少很多。

　　根据这种人和动物伴侣之间充满着独特的深情和友善的原理，在20世纪70年代国际上出现了"动物疗法"，主要是利用与动物相处来治疗疾病。比如：通过与海豚相处来治愈自闭症，通过与马相处来缓解焦虑症，通过养鱼来治疗紧张型强迫症。如今，动物疗法已被越来越多的人所接受，因为人们发现，当他们和喜欢的动物在一起时，心情会自然而然地变好，有想要倾诉的欲望，愿意与宠物交流，不再像以前那样沉默，也开始喜欢运动了。

　　在所有宠物中，狗最容易与人产生情感共鸣。它们相当有灵性并且善解人意。在国外的很多家庭里，一条狗往往是孩子童年最好的伙伴，也是孩子最亲近的"家人"，他们愿意将心事与狗狗分享。白天，孩子们带着狗去外面散步、奔跑、玩耍，使身体得到了充分的运动；心情不好时，只要将狗狗抱在怀里，抚摸它们的毛，心里就会舒服许多，郁气也就消散了。

和宠物互动比较简单，很多人在与宠物互动一个小时左右之后，心里会感到轻松许多。再回到工作或学习中时，就会感到神经不再紧绷，能够更好地处理工作中的问题，理解学习的内容。

不过，福辻锐记建议，最好还是在与宠物互动完之后，将宠物放回它应待的地方，然后一个人到床上睡觉。如果一定要和宠物同床睡，要将棉被分开使用，不要和宠物使用同一个棉被。毕竟宠物身上可能会有跳蚤、寄生虫之类，也有可能将一些人畜共通的传染病传染给我们。另外，平时也要注意宠物的卫生，及时清理宠物的粪便，使用宠物专用的沐浴液为它们清洗皮毛，定期给宠物做体检，打预防针；不乱给宠物喂食，不让它们喝不干净的水，保持宠物食具的清洁，并定期给房间消毒。

9.

自主神经失衡性失眠

　　很多人夜间睡不着的原因在于自主神经失衡，也就是交感神经和副交感神经不再处于平衡的状态——到了睡觉的时间，副交感神经没有发挥作用，反而是交感神经仍然兴奋不安。于是无法入睡，即使入睡也只是浅睡眠。福辻锐记说，如果是这种原因导致的失眠，可以在白天多做一些运动，其中最好的运动就是走路。

　　走路可以促进血液循环，帮助人体吸入更多的氧气，并给予肌肉适度的疲劳，从而调整自主神经的平衡。走路是一项最简单易行的运动，无论是老人和小孩，还是身体状况不适合跑步等剧烈运动的人都可以走路，而且走路对于场地的要求也比较宽松，可以是公园、小区的院子里、操场、广场、马路。

　　睡前 2~3 小时内出去走一走，能让身体感到适度的疲劳，又不至于太过剧烈而唤醒交感神经，对于睡眠非常有好处。

　　另外，福辻锐记建议，如果想要拥有舒适的睡眠，也可以将睡前的走路作为一种日常。不用勉强行事，一周走三次，每隔一天走一次即可。一开始的时候，为了不给身体和精神增加过多的负担，可以每次以 100 步 / 分钟的速度，行走 1500~2000 步即可。对于已经习惯了走路这项运动，或者平时就有运动习惯的人来说，也可以试着加快一点速度，延长走路的时间和频率，一周进行四次、五次、六次甚至七次。走路时，需要大幅度地摆动手臂，同时做深呼吸。通常来说，如果不是为了特定的运动，只是为了保证睡眠而去走路，那么每次走 3000 步已经足够了。

10.

自测：你的熟睡度如何？

为何如此在意熟睡度？福辻锐记说，他近年来从许多患者口中得知，他们或多或少存在熟睡度的问题，比如"总是没办法好好睡觉"或者"想睡却又没有睡意"之类。于是，他通过提升患者们的熟睡度来减轻他们的烦恼，并且都取得了很满意的疗效。所以他认为，熟睡度与人的健康状况有着密切的联系，只要能够熟睡，人的身体和大脑在白天产生的疲劳就可以被消除，体能就可以得到恢复，身体组织也可以得到修复和再生，将老旧的废物排出体外，增加人体自愈力，促进人们的身体健康。

想要知道我们的健康指标如何，有一个最简单也是最重要的方法，就是检测我们在夜晚是否能够熟睡。我们可以通过福辻锐记的熟睡度测验来进行诊断。

熟睡度测验

请针对在过去一个月当中，每周感受次数超过三次的项目做个检视，确认自己的睡眠状况，选择最接近自己实际情况的选项。做完所有题目之后，再将选项下方的分数相加，结合结果进行诊断。

测试问题	测试选项	测试结果
1.从上床开始到入睡为止，一共花费多少时间	A.通常一上床就睡着了	0分
	B.花了比平常多一点的时间才入睡	1分
	C.花了比平常多相当多的时间才入睡	2分
	D.花了比平常多非常多的时间或者完全睡不着	3分
2.睡眠的中途是否会醒来	A.很少会醒	0分
	B.醒来的次数给自己带来了一些困扰	1分
	C.醒来的次数给自己带来了相当多的困扰	2分
	D.醒来的次数非常多，状态非常严重，完全无法成眠	3分
3.醒得要比预期的起床时间早，然后再也睡不着时，醒来的时间和预期时间有多大的差距	A.没有过这种事	0分
	B.比预期提早一点	1分
	C.比预期提早许多	2分
	D.比预期提早非常多或者完全睡不着了	3分
4.总计的睡眠时间如何	A.非常充足	0分
	B.有点不足	1分
	C.相当不足	2分
	D.完全不足，或者完全无法入眠	3分
5.对自己的整体睡眠品质感觉如何	A.很满意	0分
	B.有点不满意	1分
	C.相当不满意	2分
	D.特别不满意或者完全无法入睡	3分

	A. 与平时没什么区别	0分
6. 白天的感觉如何	B. 有点阴郁	1分
	C. 相当阴郁	2分
	D. 非常阴郁	3分
	A. 与平常没什么区别	0分
7. 白天的活动（身体方面、精神方面）状况如何	B. 有点低落	1分
	C. 相当低落	2分
	D. 非常低落	3分
	A. 完全没有	0分
8. 白天是否有睡意	B. 有一点睡意	1分
	C. 相当严重	2分
	D. 非常强烈	3分

☑ 检视结果

0分：熟睡度很高，完全不用担心。

1~4分：熟睡度较高，不用担心有睡眠的障碍。

5~9分：熟睡度有点低，可能有一些睡眠障碍。

10分及以上：熟睡度低，可能存在睡眠障碍，建议接受专科医生的治疗。

【此表根据雅典失眠自评量表（Athens Insomnia Scale）进行了修订。雅典失眠自评量表是以世界卫生组织（WHO）为中心设立的"与睡眠及健康相关的世界计划"所制作出的世界共通的失眠判定法。它采用了国际疾病分类阐述失眠的严重程度（ICD-10）对失眠规模进行评估的诊断标准。】

11.

白天精力越集中，晚上越容易入眠

在禅学中有一种状态叫作"身心合一"，简单来说，身心合一指的是将精力集中在某一点上，集中全部的精力去做一件事，不被任何其他事情所干扰。

人若能达到这种身心合一的状态，对工作和睡眠都会产生良好的作用。福辻锐记说，想要在夜间睡好，就必须在白天提高大脑的活动度和充实度，让交感神经充分发挥作用。对于人来说，最好的方法就是让自己精力集中地去工作或学习。在这种精力高度集中的过程中，掌管睡眠激素的大脑得到了活化，产生的睡眠激素也就有了提升。如果一边工作一边想着周末的旅行，或者想着下班后和朋友去哪里吃饭，那么大脑神经就会间歇性地处于松懈的状态，就会减少睡眠激素的产生。

12

减肥会减掉你体内的"熟睡维生素"

作为一名医生，福辻锐记每天都会接触到许多不同类别的患者。他发现，在因为失眠而去向他求诊的患者当中，有很多人是因为减肥不当导致了内分泌失调，从而诱发失眠。

人们在减肥的过程中常常会过分严格地控制食物的摄入量，避免食用高热量的食物，比如不吃甜食、米饭、肥肉等。事实上，过度限制饮食会导致人体无法均衡地摄入维生素、矿物质、蛋白质等营养，最后演变成失眠。

福辻锐记说，有的食物中含有烟碱酸的成分，被称为"熟睡维生素"，这种成分能够促进睡眠，避免睡眠中断。虽然这种成分既可以通过进食得到补充，又可以由体内的色氨酸被制造出来，但它属于一种水溶性成分，人们在出汗、排尿时，这种成分也会随之被排出体外。也就是说，这种成分无法长时间保存在人体内，必须经常补充。正常的饮食是可以补充的，但如果因为节食导致含有烟碱酸成分的食物摄入过少，体内的烟碱酸就会减少。有一些人在减肥时不吃早餐，这也是不科学的。前文我们提到过，早餐应当多摄入一些富含色氨酸的食品，这样到了晚上，体内才能产生足够的褪黑素。如果不吃早餐，摄入色氨酸等营养的通道就被关闭了，到了夜晚也就没办法产生足够的褪黑素、血清素等。这也是减肥会导致失眠的一个重要原因。

13.

脂肪在深度睡眠时燃烧得最激烈

福辻锐记说，人的成长和睡眠关系密切，人在深度睡眠期间，会大量分泌生长激素，它不但能够促进身体的生长，还能帮助人们燃烧脂肪，修复和再生肌肤或肌肉，控制身体组织等代谢，提高人体免疫力。身体组织在代谢和修复时，也会分解体内的脂肪以获取能量。生长激素的分泌会随着人年龄的增长而渐渐减少，人的肌肉也会随着年龄的增长而渐渐萎缩，所以许多人在青春期时无论怎么吃都不胖，而一过了30岁，身体就会渐渐发胖，即使少吃也无济于事。

洛克菲勒大学的霍华德休斯医学研究所在人体内发现一种激素，这是一种由脂肪组织分泌的蛋白质类激素，主要产生在白色脂肪组织中。有人称这种激素为"瘦素"，因为它可以作用于下丘脑的代谢调节中枢，增加交感神经的活性，使大量储存的能量转变成热能释放。"瘦素"进入血液循环后会参与糖、脂肪及能量代谢的调节，抑制脂肪合成，并促进其分解，让体重和体脂的含量都下降。简单来说，这种激素能够给大脑一个"身体营养已经够了，不需要再吃东西"的信号，避免人们无节制进食。睡眠不足的时候，这种激素的产生也会大大降低，让人容易感到饥饿。同时，一种叫脑肠肽的压力激素的分泌量会增加，这种激素的增加会让人感到饥饿，并且让人特别喜欢吃高脂肪类的食物来减压。

　　想要达到瘦身的目的，首先要养成良好的睡眠习惯，比如戒烟戒酒、睡前不饱食、不在睡前做剧烈运动等。其次要有规律的睡眠时间，不能放任自己，某一天睡得多，某一天睡得少。为了避免睡眠时被打扰，可以在睡觉前将手机调成静音或振动。相比于尖锐的铃声，振动对于睡眠的打扰要轻得多。最后，要找到适合自己的最佳睡眠时间。有科学研究发现，每晚睡眠时间不超过 4 小时的人肥胖的概率比睡 7~9 小时的人高出 73%。人在睡眠不足时，身体机能的运作会比较迟缓，生长激素分泌的降低和肌肉的萎缩会造成脂肪的堆积。有些书上提倡想要达到减肥的目的，每天一定要保持 7 个小时以上的睡眠。但在福辻锐记看来，并不是睡得越多对减肥越有效，关键要看睡眠的质量，也就是深睡眠。因为并不是所有人需要的睡眠时间都是一样的，有的人对睡眠的需求量大，必须睡够 7 个小时以上才会有精神，有的人天生短觉，睡几个小时就能精力充沛。

　　有助于减肥的睡眠姿势：

　　包括猫姿、胎儿型、渴望型。猫姿能够快速消除大脑中的兴奋，让人尽快安静下来，进入睡眠。胎儿型睡姿有利于全身肌肉放松，减轻对胃肠、心脏和膀胱的压迫。渴望型睡姿是一种瑜伽式睡姿，通过四肢舒展来让身体血液循环通畅，代谢顺畅，从而达到减肥的效果。

14

向猫学习

睡觉的作用原本是帮助人们放松身体，然而人的骨骼具有可塑性，睡觉期间各种不正确的姿势都有可能导致骨骼的歪斜、错位，甚至令肩颈部骨骼和腰椎受伤。起初，这种伤害并不明显，从外形上也看不出来，但是日积月累后，这种伤害会变得越来越严重，也会在人的身体上有越来越明显的体现。

福辻锐记认为，想要避免睡觉对骨骼的伤害，可以向猫学习，每天醒来后做一套"猫式伸展操"帮助骨骼复原位置。我们经常看到猫在睡醒之后会将四爪撑地，向前后做拉伸动作。猫出于动物本能，知道这种伸展对自己的身体有好处，对人类来说，这种伸展是值得我们借鉴的。

猫式伸展是一个具有奇效的姿势，它可以锻炼腹肌和背肌、脊椎和骨盆四周的肌肉，矫正睡觉时歪斜的骨盆和脊椎，同时增强脊柱的弹性，也可以使双肩和颈部肌肉得到放松，进而消除背部的疲劳和疼痛。由于这种伸展能够作用于脊椎，所以也有利于强壮我们的神经系统，促进血液循环，让阳气充满全身。同时，它还可以加强消化作用，有助于腰部脂肪的代谢，帮助瘦身。

猫式伸展的具体方法

（1）早上醒来，采用趴姿，将双手和双膝都抵在棉被上。腹部用力，使其往内凹陷，一边吸气，一边慢慢将上半身弓起来。此时，请将注意力放在腹肌上。

（2）高高地抬起臀部，一边慢慢吐气一边放松腹部的力量。就着双手抵在棉被上的姿势，伸直双手，两边肩膀尽量靠近棉被。此时，膝盖的角度尽量保持90°。

（3）保持双手的位置不动，一边用力吸气一边伸直两手，支起上半身。竖起两只手臂，撑起上半身之后，将自然弯曲的两边膝盖伸直，注意力放在挺直脊椎上。

（4）最后放松肩膀、颈部的力量，用力地深呼吸三次。

早上起床后做三次，你就会发现，全身的肌肉都得到了拉伸和放松，整个人都会感到神清气爽。

福辻锐记提醒我们，在做猫式伸展的时候，最关键的一点在于深呼吸。猫之所以会在伸展之后打一个大大的呵欠，为的是将氧气充分吸收到体内，然后通过呼吸将它运送到身体的各个部位，以供给身体的需要。伸展操中深呼吸的意义就等同于猫的打呵欠，但要注意的是，这种深呼吸并不同于我们平常印象中的"吸气时腹部隆起，呼气时腹部凹陷"的要领，而是恰好相反——"吸气时腹部凹陷，呼气时腹部隆起"。

15

福辻锐记的身体矫正操

　　舒展身体有助于我们的肌肉放松，促进体内良性循环，从而让睡眠质量变得更好，伸展操的作用也正在于此。福辻锐记非常提倡通过伸展操改善睡眠情况和健康状况。除了猫式伸展外，他还推荐了另外几种伸展操。

　　福辻锐记认为，现代人由于工作原因和不良的生活习惯，整日坐在电脑前，下巴向前伸出，双手长时间架在键盘上，这样的姿势会对前伸的手臂和手指，以及颈椎带去非常大的负担，从而使肩胛骨周围的肌肉过度紧张，最终导致驼背。人在驼背后，肺部会受到压迫，呼吸会变浅，颈椎和脊椎周围的神经受到压迫，进而引起各种失调症状。另外，长时间端坐在电脑前还会导致骨盆歪斜。驼背和骨盆歪斜是所有身体失调的原因，而身体失调又必然影响睡眠。所以，对这两种情况进行矫正，能活化内脏的功能，提高睡眠的质量。

　　如何判断身体是否出现歪斜？福辻锐记说，双脚站立时颈部、肩膀的位置容易挪移，所以歪斜的影响会直接显示在脸上。所以我们可以对着镜子凝视自己的脸，仔细确认身体失衡的部分。

🧿 检视步骤 1

　　首先，肩膀放松，坐在一面可以照出整张脸的镜子前面。将背部用力挺直，避免盆骨的位置挪移，然后正面看着镜子。用胶带或口红等在镜中左右眼睛的位置画出一条横线。一边看着这条线，一边检视眼睛的大小和颧骨的位置。然后，用同样的方式在镜子上画一条通过眉心、鼻梁、嘴唇中央的直线。以这条直线为对称轴，检视左右鼻孔的大小和嘴角上扬的程度是否有落差。

☑ 检视结果

如果鼻孔的大小或颧骨的位置有落差，就说明颈部或肩膀等处的肌肉过度紧张，导致脸部的平衡失衡。

◎ 检视步骤 2

顺着画在镜子中的上下和左右的线条，由上往下、由左至右慢慢地活动脸部。

☑ 检视结果

如果有某一侧活动不顺畅，说明这一侧身体的某个地方因为肌肉关节紧绷，导致不易活动，出现了歪斜的迹象。

预防驼背的伸展操

驼背是由于肩胛骨周围的肌肉过度紧张导致的，所以要预防驼背，就要锻炼肩胛骨和颈部的肌肉，让它们变得坚实有力，充满弹性。此外，也要适当对背部肌肉、腹肌和骨盆四周的肌肉进行锻炼，这样就可以保证身体的挺直。

采用低头的姿势，两手在后脑勺下方交握住，用双手向后脑勺方向提，一边收紧手肘，一边低下头。然后，慢慢地放开收紧的两只手肘，挺直背肌，将胸部扩张开来。此时要收紧下巴，伸展胸大肌。把注意力放在腹肌、肩胛骨、颈部两侧的肌肉，屏住呼吸，静止约10秒钟。

锻炼肩胛骨四周和两肩肌肉的伸展操

（1）坐在椅子上，双脚略微分开，弓起背部，双手向前伸直，摆出跳水之前的动作。然后收紧下巴静止5秒，腹部用力，想象一下伸展后颈部肌肉的样子。

（2）（站立或坐下都可以）挺胸，双手向下，手心向后，两边的手肘抬高到与肩同高。此时，放松手臂的力量，以两只手肘为支点，慢慢将手抬起来，保持上举的姿势，用鼻子吸气，想敞开肩胛骨的样子，用力地扩胸。背部和腹部的肌肉用力，静止约10秒。

每日持续做这种伸展操，有助于防止驼背的形成。

纠正脊椎歪斜的伸展操

首先仰卧在床上，双腿伸直，双脚并拢。然后将双手分别抵在左右腰部的下方，支起腰部同时向上抬，将双腿朝头部的方向卷起。如果脊椎已经歪斜，脚尖会无法顺利地抬到头部正上方，此时应一边晃动脚尖一边移动腰部的位置，慢慢地调整，直到脚尖能够对准头部为止。等到脚尖对准头部上方后，维持这一姿势10秒左右，再慢慢地将双脚放回原来的位置。

这套伸展操不但能够帮助我们恢复脊椎的位置，还有助于治疗腰痛。

调整骨盆歪斜的伸展操

骨盆歪斜的发生通常不会非常明显，可以通过放松平躺的方式来检测是否已发生骨盆歪斜。平躺时，如果有一侧脚尖向外倾斜的角度明显大于另一侧，说明骨盆已经歪斜。

　　这时，可以弯起倾斜角度过大的一侧膝盖，用双手将膝盖拉近胸部，然后用与膝盖反侧的手按住膝盖。如果抬起的是左膝就用右手，抬起的是右膝就用左手。将抬起的腿往反方向按压，即左膝向右按压，右膝向左按压。静止10秒左右之后，再将腿伸直。

　　也可以平躺，同时弯起两侧的膝盖，并将内侧合拢。然后一边吐气，一边将双膝一同向右侧倾倒。再一边吸气，一边恢复原位。接着再一边吐气，一边向左侧倾倒。左右各重复10次。

　　练习这套伸展操当天，就能矫正骨盆的歪斜。

16

练习：三分钟缓解视疲劳

当大脑累积了过多的疲劳，人的自主神经系统及免疫系统、内分泌系统、血压等就都会受到影响，发生紊乱，产生不协调。如果一直对这些情况置之不理，就会进一步引发失眠症、忧郁症等精神方面的问题，不但影响人的睡眠，还会严重影响人们的生活。

福辻锐记指出，大多患有抑郁症的人，初期症状都是失眠。从东方医学的观点来看，抑郁症与失眠之间存在着密切的关系——都是由于阴阳失调造成的。正常来说，人体内的阴阳二气应该处于平衡的状态，从而确保人体能够在启动和休息的状态中自然转换。一旦这两股气的节奏失调，就会导致夜间阳气过盛，阴气不足，无法入睡。

此外，现在的人们每天都会长时间接触电脑、手机等电子产品，这些电子产品的液晶屏中会释放出一种叫蓝光的光线，它是一种拥有非常接近紫外线能量的光线。它能够刺激我们的视网膜，令我们产生严重的视疲劳，进而让大脑也产生极度的疲劳。福辻锐记建议每天都长时间对着液晶屏的人，要注意尽量避免蓝光对眼睛的影响。每用一个小时电脑后就要让眼睛休息5分钟。一旦在工作中感到疲累，就要将眼睛从屏幕上移开，向远处看，或看一看窗外的景色。必要的时候，还可以买一副能阻断蓝光的护目镜。

针对大脑中积累疲劳过多的人，福辻锐记建议采用按摩眼部周围穴位的方式来舒缓压力。因为在人们平日获得的信息中，大约80%

的信息是通过视觉系统获取的，只有20%的信息是通过嗅觉、听觉、味觉和触觉系统获取的。而在处理视觉系统获取到的信息时，我们的大脑起主要作用。这说明，眼睛的疲劳度与大脑的疲劳度是成正比的，想要消除大脑的疲劳，我们可以先从消除眼睛的疲劳入手，也就是对眼部周围的穴位进行按摩。这一点大家都不会觉得陌生，我们在小学时每天都做的眼保健操就属于眼部按摩。

福辻锐记的眼部按摩方法：

闭上眼睛，把右手五根手指的指腹抵在右眼上，左手五根手指的指腹抵在左眼上，轻轻地指压即可。在指压时要注意，避免用力按压眼球，因为眼球和大脑直接连接着，不宜让眼球受到强烈的刺激。

福辻锐记建议平日里信息量接受过多的人每小时做一次，每次做三分钟。如果条件实在不允许，那么也可以直接闭上眼睛休息。

17

练习：福辻式的睡前助眠按摩

头部按摩

人的头顶有一处穴位叫作百会穴，位于发际正中直上约 16.67 厘米，或两耳尖连线中点处。这里是骨缝的交界处，是脑神经的末端和头部的毛细血管的集结地。用手触摸时，可以感到这里明显比头顶其他的地方要凹一点。用指尖按压这个穴位时，会感到轻微的疼痛。

福辻锐记说，百会穴是能够让人安适熟睡的穴位。按摩该穴位的方法很简单：首先，用右手的中指轻轻按压这个穴位 30 次，以不会产生痛感为宜。然后，再用左手的中指以同样的方式按压该穴位。

之后，找到一个叫安眠穴的穴位，这个穴位位于双耳后方的骨头凸起处下方 1~1.5 厘米的位置。找到后，先用右手食指按压右侧的"安眠穴"，然后再用左手食指按压左侧的安眠穴。当手法熟练之后，也可以双手同时进行。每天，只要按压左右安眠穴各 5 分钟后再入睡，就可以一夜好眠，并且能在醒来后感到神清气爽。

福辻锐记建议，在做这套按摩时，如果能在卧室中点一些起宁神作用的香薰蜡烛，或喷洒一些自己喜欢的香水，能够产生更好的效果。

颈椎按摩

在对颈椎按摩这一方面，福辻锐记向我们推荐了两种伸展操：一种是低头伸展，另一种是利用手的带动力做伸展。这两套伸展操对消除顽固的颈部僵硬非常有效。

低头伸展的主要方法为：

双手绕到后脑勺下方，左右手交握；挺直背部，慢慢地一边吐气一边低下头，同时双手肘收紧往前伸，双手作势向后脑勺方向推。维持这个姿势 15 秒后，慢慢地一边吐气一边回到原来的姿势。然后重复这套动作三次。

利用手的带动力做伸展的方法为：

右手绕到左后脑勺，把右手中指抵在左耳后方；利用右手的带动力将头部往右斜前方轻轻拉伸；保持这个姿势静止 10 秒钟左右，把意识放在伸展的左颈肌肉和右肩根部的肌肉上。弯曲颈部时，一边慢慢吐气一边进行。然后再反过来，将左手绕到右后脑勺，把左手中指抵在右耳后方，做和右手同样的伸展运动。左、右各做五次。

福辻锐记提醒我们，在做这两套动作时，诀窍在于颈部要一直保持放松，不要用力，只使用手的带动力做伸展，也不要用手的蛮力去强行将颈椎扳到很大的幅度，以免弄伤颈部肌肉，当感觉比较舒服时停止不动即可。

18

竹炭枕头具有难以言喻的疗愈效果

枕头对于睡眠有着重要的作用，它可以使人在睡眠过程中维持人体正常的生理曲线，确保人体在睡眠时颈部的生理弧度不会变形。在福辻锐记看来，枕头的质量会大大地左右着睡眠的品质，最明显的就是导致睡眠深度的变化。但是由于枕头的种类太多，如何找到一个真正适合自己的枕头则至关重要。

枕头太高，会导致肩膀僵硬或者疼痛，容易让人在无意识的情况下采用侧睡的姿势，使呼吸道受到压迫。同时，过高的枕头会让颈椎受到非常大的压力，导致颈椎前倾，长此以往会使颈椎正常的生理前曲角度遭到破坏，发生曲度变直甚至反弓，进而压迫颈神经及椎动脉，使人产生头痛、头晕、失眠等症状。

枕头太低，人在躺下时，因为枕头与颈椎不合，颈部同样无法得到放松，睡醒后会感到肩颈酸痛，时间一长，颈椎正常的弧度也会遭到破坏。另外，长期枕过低的枕头容易引发供血不均衡，脸部和头部的血液循环不佳，进而导致鼻黏膜充血肿胀，影响呼吸，使人在睡眠中无法得到充足的氧气。

那么，多高的枕头最为合适呢？福辻锐记认为，一个合适的枕头在形状上能够符合颈椎的弧度，躺下时与头部之间没有空隙，脸部呈仰角，角度在 2~5° 之间。还有一个简单的判断方法：枕头可以抵住颈部的地方的高度略比自己的小指头长度小，便是理想高度。

从材质方面，市面上的枕头可以分为荞麦枕、茶枕、羽绒枕、乳胶枕、慢回弹海绵枕等。福辻锐记认为，应当选不蓄热、透气性好的材料。

荞麦枕的优点在于可塑性较好。我们可以通过抖一抖或者压一压来改变它的形状，调整它的高度，让它变成符合我们喜好的枕头。然而这类枕头虽然可塑性较好，固定性却较差，它无法长时间保持一个形状。当我们熟睡后，随着我们翻身等动作，枕头的高度和形状都会不断发生变化。另外，我们也无法每次都能准确将它调至适合自己的高度和形状。

茶枕能够散发出清香，舒缓人的情绪，让人安睡。但在可塑性方面与荞麦枕一样，也很难长时间保持一个固定的高度和形状。

羽绒枕非常柔软，人刚一枕上去时会感到特别舒服。然而这种枕头的高度也是不合适的。而且因为太过柔软，会让脑袋陷进去，所以在翻身侧睡时还有可能阻碍呼吸，使人产生缺氧的症状，影响睡眠。

乳胶枕是近年来比较流行的枕头。它具有弹性好、不易变形、支撑力强的特点，而且不存在可能引发呼吸道过敏的灰尘、纤维等过敏原。既能减少枕头和头皮之间的压强，又能保持不均匀的压强，使血液可从压力较小的地方通过。但是这种枕头价格昂贵，并不是所有家庭都愿意花这么多钱在枕头上。

慢回弹海绵枕也叫记忆棉枕。这种材质诞生于20世纪60年代，由美国太空总署（NASA）研发，具有温感减压的特性。这种枕头的优点在于触感柔软，能够吸收压力，在2~12秒内慢回弹，避免快速回弹对颈椎产生的冲击。缺点在于它的主要成分是聚氨酯和聚醚，容易氧化而发黄并释放有毒物质，需要加入碱类才能较长时间保存。

福辻锐记说，保持头部凉爽和身体血液循环畅通是舒适睡眠的秘诀。如果在睡眠的过程中，头部的血流往身体下流，热气从血流畅通的手脚释放出去，睡眠就会比较深。然而人在睡眠时身体会散发出大量的热气，而枕头由于贴近人体，又被压在下方，所以很容易成为热气的存积处。一旦枕头内的热气存积过多，头部就会感到非常温热，不舒服，难以睡得安稳。所以，福辻锐记推荐大家使用竹炭枕。我们都知道，竹炭具有极强的吸附力，可以消除异味、清洁空气，而且竹炭上无数的小孔能够吸附周围的水分，除去室内的湿气，用竹炭制成的寝具，可以净化卧室的空气，调节卧室内的湿度，让人睡得更好。

竹炭枕的一大好处在于能够吸收睡觉期间流的汗，保持头部的干爽和舒适，无论在夏天还是冬天都非常适用。另外，竹炭枕枕在头下也会产生一种难以言喻的自然疗愈效果，让人睡得舒适。

19.

骨盆也需要一个枕头

除了用于颈部的枕头外，福辻锐记还发明了一种特殊的枕头——骨盆枕。这种骨盆枕是他自创的，所需材料和制作方法都十分简单，但用途却非常广。

制作骨盆枕只需要两条毛巾和一些塑胶绳即可。首先，将两条毛巾紧紧地卷在一起，然后用塑胶绳将卷起的筒用力绑成一个枕头状，一个骨盆枕就做好了。

骨盆枕有哪些用途呢？最简单的一个用途，是可以利用骨盆枕做一套伸展操。

这套伸展操只有三个动作：

（1）仰卧，将枕头放在腰部下方，慢慢地伸展腰部。

（2）将枕头略微向上移，大约到达腰与背中间时停下，再度伸展腰部。

（3）将枕在身体下方的枕头移到肩膀下方的位置，将双手高举过头，用力地伸展。

这套动作可以在每天早上起床时进行，每一个做三次，大约一分钟的时间就可以完成。做这套动作时，我们可以躺在床上做。

这套伸展操的作用在于使腰部和背部的肌肉得到伸展，同时也会让脊椎和骨盆四周的肌肉变得柔软。这样一来，我们的骨骼就会自动地固定在正确的位置，还能防止驼背。每天坚持做下去，对于我们的身姿矫正和睡眠状况都是非常有帮助的。

另外，对于一些想要减肥和塑形的人，福辻锐记设计了简单的伸展操与骨盆枕一起进行。因为动作十分简单，并且能起到减肥的作用，福辻锐记将它称为"让凸肚凹陷的懒人伸展操"。这套伸展操同样可以在睡前和起床后躺在床上进行。

主要动作：

仰卧在床上，抬起两边的膝盖，然后将臀部和腰部一带腾出来的空间抵在棉被上，同时将注意力放在腹肌用力这件事上。将这一姿势保持30秒，早晚各做两次。对于时常腰痛的人来说，这套伸展操效果非常好。

第四章

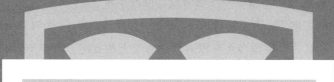

高田明和：
想睡好，4 个小时就够了

高田明和◎——日本睡眠专家。1935 年出生于静冈县。1961 年
于庆应义塾大学医学部毕业。1966 年于庆应义塾大学医学部取得医
学博士。在连续担任美国罗兹威尔纪念研究所研究员、纽约州立大学
副教授、滨松医科大学教授等职务之后，2001 年担任滨松医科大学
名誉教授。研究领域为脑科学、生理学、血液学。他发明的"4 小时
快速入眠，精神饱满一整天"和"10 分钟小睡，迅速恢复体力"的
睡眠法风靡日本。

想睡好，4 个小时就够了？

　　人究竟需要睡多久才算休息充分？小时候，父母让我们要睡够 10 小时。长大后，人们普遍认为人应睡够 8 小时。也有人说睡 7.5 个小时或时间稍微短一点也可以，但基本在 5 小时以上。然而，高田明和提出了一个不同的观点，他说，想要休息好，4 小时就足够了。

　　他认为，要睡多久并没有严格意义上的规定，只要不影响正常生活——能保证每天学习和工作的效率，身体健康，生活舒适，睡眠时间就是足够的。人分为长眠者和短眠者。短眠者如果能提高睡眠质量，每天只睡 4 个小时就够了。而长眠者，如果掌握得当的方法，也可以通过改变自身体质变为短眠者。当然，这不包括为了实现短眠而强制压缩自己的睡眠时间的行为。

　　高田明和说，睡眠由异相睡眠和慢波睡眠组成，共分为四个阶段。第一个阶段，人处于半梦半醒的状态——此时是非常浅的睡眠，不能让人得到充分休息，但能适当缓解因失眠产生的焦虑。第二个阶段，睡眠仍然很浅——只要有一点声音就能将人惊醒，并且会让人在醒后很不舒服。第三个阶段，人睡得非常熟，不容易被吵醒。异相睡眠出现在第四个阶段，过了这一阶段之后，人就又进入了浅睡状态。

　　在对睡眠进行研究时发现，入睡 3 小时后的熟睡阶段最为重要，这个时段的睡眠主要是深度睡眠，也就是慢波睡眠，人体内被氧化的细胞此时会得到修复。但是，并不是说保证了这 3 小时的睡眠，人就可以拥有充沛的精力和体力。高田明和说，这是因为此时的异相睡眠还不够，而异相睡眠对于清除精神疲劳起着极其重要的作用。研究人员对处于异相睡眠的人进行脑电图监测，发现这些人的脑电图与觉醒时的很相似，处于此阶段的人植物性神经系统活动增强，所以会有一些意识。如果是在异相睡眠状态下醒过来，人不会感到烦躁不安。

从医学的角度来看，我们可以放心地坚持短眠的界限就是 4 小时，过多或过少都不合适。想要实现 4 小时短眠法，首先要保证 3 个小时的熟睡。然后，在这一阶段之后再加上 1 小时睡眠，就能够确保异相睡眠进行两次。高田明和说，之后的这 1 小时非常重要，因为在 3 小时睡眠时间里很难确保两次异相睡眠，4 个小时的话，两次异相睡眠就有可能实现了。

关于"睡四个半小时效果会不会更好"的问题，高田明和给出的答案是否定的。他说，人不是机器，所以即便睡眠是以 90 分钟为周期循环，也不见得每个人都能保证在睡了四个半小时之后刚好结束两次异相睡眠。如果醒来时并非处于异相睡眠，不但会在醒时感到非常难受，接下来的一整天也都会没有精神，心情烦躁。

如何成为短眠者？

　　学会短眠法最大的好处在于，能够让人在不影响身心健康的前提下，拥有更多的时间去做自己想做的事。

　　此外，掌握短眠还会对人产生许多其他的功效，比如：改善人的体质，有利于健康；令人心情愉悦，性格变得开朗，避免抑郁症的发生；改善记忆力，让工作和学习都变得顺利；让皮肤和气色都变得更好；等等。

　　虽然短眠对身体有好处，但是在刚刚开始练习短眠以及坚持短眠的过程中，很容易出现早起困难的情况。导致这种困难产生的原因很多，比如夜晚难以入睡、半夜突然被噩梦惊醒、前一夜晚归不得不延迟就寝、夏日夜里天气过于炎热让人无法入睡、应酬时多喝了几杯酒影响睡眠质量等。这种情况如果只出现一次，对睡眠的影响不会很大，但如果持续几天都是这样，影响就会很大了，短眠也就很难坚持下去了。

　　正确入眠是 4 小时短眠法的基础，因为只有保证了正确的入眠方法，才能促使色氨酸分泌增加，进而使大脑内的褪黑素大量分泌，促进睡眠。为了增加色氨酸的分泌，我们可以多摄入一些肉类、蛋类、牛奶等动物蛋白，或者豆制品。促进褪黑素分泌的另一种关键物质是血清素，想要增加血清素的含量，我们可以在白天多运动，保持乐观开朗的生活态度，这样对睡眠是有好处的。

如果想要保证 4 小时睡眠的质量，高田明和建议将睡眠时间段控制在深夜 12 点到第二天 6 点之间。因为在此时间段里，人的激素分泌最旺盛，体温也最适合入睡。另外，还需要根据自己的睡眠性质来决定具体的入睡和起床时间，如果是晨型人，最好将睡眠时间段定在深夜 12 点到第二天 4 点之间；如果是夜型人，最好将睡眠时间定在凌晨 2 点到早上 6 点之间。

高田明和建议，要想养成 4 小时的短睡习惯，除了保证睡眠的时间在 4 小时外，还要养成固定的入睡和清醒时间，建立起良好的睡眠节奏，要确保每天入睡和醒来的时间都是相同的。时间长了，身体就会渐渐习惯这样的作息时间，形成新的生物钟。

3.

让运动和阳光唤醒你

在导致起床困难的所有原因中，有一点最难处理，即人体生物钟与地球的自转周期不同步。地球的自转周期是 24 小时，而人体生物钟的周期大多在 24 小时半，还有一些特殊情况是 23 小时或 25 小时。也就是说，即使生物钟正常的人，每天晚上入睡的时间相同，也很容易出现每天推迟半小时起床的情况。如果不能摆脱这种生物钟不同步的影响，人就会起得越来越晚，睡得也越来越晚。

如何解决这一问题？高田明和提出，可以通过每天早上沐浴阳光对生物钟进行重新设定，消除半小时时差对人的影响，并保持适当的紧张感。他建议人们每天起床后最好尽快打开窗帘，让房间里充满阳光，由阳光来唤醒沉睡的大脑，给生物钟一个提醒——天亮了，该让身体醒来了。如果担心这样做效果不明显，或者担心醒来后因为房间内昏暗无力起床再度入睡，也可以在睡觉前不将窗帘完全拉严，留出一条缝隙。这样第二天太阳升起时，阳光就可以渐渐照进房间，让房间经历一个从暗到明的过程。

如果在实施短眠期间发生早上起不来的情况，可以好好回想一下：自己为什么会决定养成短眠的习惯？自己打算利用短眠得到的时间做什么呢？促使自己实施短眠的目标越大，效果就越好。也许在刚开始会感到有点痛苦，但只要想象一下目标达成之后会有多美好，习惯就会慢慢形成，并且会觉得愉快。

　　起床之后，高田明和认为活动一下身体也是非常必要的。因为人在熟睡过程中，肌肉会变得松弛。即使人们在睡觉时会做一些翻身的动作，但大部分时间人的身体都是保持同一姿势不动的，这样很容易令肌肉变得僵硬，失去活力。所以醒来之后，做一些简单的伸展运动让肌肉得到放松，提高因睡眠下降的体温，促进血液流向大脑，也能让人快速清醒。

　　由于阳光能够对人起到唤醒作用，所以高田明和建议，最好在阳光下进行这些运动。有条件的话，可以在落地窗前、阳台或者院子里进行，一边舒展身体一边进行深呼吸。早上清爽的空气进入肺部，非常有利于清醒。他并不建议人们一早起来就去做剧烈的运动或者复杂的运动，毕竟人在刚刚醒来后，身体的协调性还不是很好，而且头脑不清醒时做过于剧烈的运动也不利于健康。

　　适合在早上进行的运动包括简单的伸展运动、广播体操、散步、骑自行车、空挥高尔夫球杆或棒球球棒等。只要是适合自己的或自己擅长的都可以，不需要勉强自己去和别人一样，也不需要刻意要求每个动作做多少次，达到什么水平。即使只是做最简单的运动，一旦养成习惯，长时间坚持下去，也能产生非常好的效果。

4.

早餐要在阳光下吃

早餐对于让人清醒也起着非常重要的作用，它能够为大脑补充糖分，而糖分恰恰是让大脑活跃起来所必需的物质。

人的体温会在清晨开始上升，吃过早餐后，人体就可以更好地适应早上的身体变化和节奏。高田明和提醒上班族们，无论出于何种原因，如时间来不及或是没有胃口，都不要不吃早餐。

适合用于醒脑的早餐包括富含碳水化合物的米饭、面包等，因为碳水化合物是人脑的营养源。苹果、地瓜、糙米、小麦等都是富含葡萄糖的食物。此外，还需要吃一些富含色氨酸的食物，比如乳酪、酸奶、纳豆、豆腐等，这些食物可以促进褪黑素的分泌。

在日本，主妇们通常会准备一些日式料理作为早餐首选，最经典的是米饭、味噌汤、海草和烤鱼。这种早餐既健康，又富含人体清醒所必需的各种成分。实在没有时间做早饭的人，会在家中准备一些便于长期保存的冷冻食品或真空袋装食品，比如速食面、饺子之类。这些在便利店都可以买得到，非常方便。

在选择吃早饭的地方时，高田明和建议，最好在有阳光照射的地方。如果遇到阴天或者下雨，没有阳光的时候，也可以用日光灯代替阳光的照射。

戒掉回笼觉

如果早起失败，随之而来的就是新一轮的睡眠。这轮睡眠的时间短则不到一小时，长则可能持续到傍晚。对于这样的睡眠，我们统称为"回笼觉"。

有些回笼觉确实是因为睡眠不足而产生的；还有一些并不是因为睡眠不足，而是醒来后感到精神倦怠或身体疲乏，结果又昏昏沉沉地睡了过去。一般，第一种情况下的回笼觉，会让人再次醒来时身体感到轻松；而第二种只会让人越睡越难受，醒来后还可能出现头痛、头晕等不良症状。

为什么睡了这么久还是感到疲乏呢？高田明和认为，这是因为强行干扰了体内的生物钟。而且这时的睡眠基本是浅睡眠，无法让大脑和身体得到充分的休息。

生物钟一旦被打乱，很难回到原来的状态。不少睡过回笼觉的人都有过这样的体会——醒来后觉得身体很轻松，可一到晚上又睡不着了。

为了减少这种情况，高田明和建议人们无论什么时间，都按照自己平日的作息时间起床和睡觉。

6.

小睡之妙

　　很多时候，即便我们晚上休息得很好，白天也会感觉困倦。特别是午饭之后。高田明和说，这是因为人在摄入大量食物后，体内大量血液会流到胃肠，导致大脑供血不足，所以会感到困倦。一旦食物消化完成，困意也就消失了。所以如果吃饱饭后感到困倦，既可以小睡一会儿，也可以通过一些其他的方式转移睡意，等到困倦过去后再继续工作。

　　慢走、做一做伸展运动或者体操、按一按能够驱除睡意的穴位等方式都能助人清醒。也可以摄入一些含咖啡因的食物和饮品，比如嚼咖啡口味的口香糖——这种口香糖可以使人保持清醒。在含咖啡因的饮品中，高田明和推荐日本的玉露茶。这种茶里面的咖啡因含量是同样重量咖啡中咖啡因含量的3~4倍，但是它对时间和水温的要求比较严格，需要低温冲泡，冲泡方法也不易被掌握，所以喝这种茶会略微麻烦一些。在京都的一些茶店喝玉露茶的时候，店家在上茶时，会同时给一个小闹钟，闹钟响起时，才是最佳的饮用时间。这种茶在中国国内也可以买到，有兴趣的话可以尝试一下。由于玉露茶里含的咖啡因较多，所以高田明和提醒，在接近晚上的时间不要饮用。除了做运动和摄入含咖啡因的食物和饮品外，也可以在中午吃饭或者休息的时候，心里默默对自己说一些积极向上的话，让自己打起精神，保持斗志。

如果上面的方法都不管用，高田明和建议，不妨小睡一下。

小睡指高效率的短时间浅睡。这种浅睡不一定要躺在床上睡，可以坐在椅子上、沙发上，也可以坐在电车、地铁的座位上。要注意的是，小睡的时间不要过长，可以是5分、10分、15分……只要是在30分钟之内就没关系。只要时间控制得好，一天内多睡几次也是可以的。不要小看小睡的效果，即使是10分钟的小睡，带来的好处却能相当于夜里睡一个小时带来的好处。

小睡的好处首先是可以在不影响生活和工作的前提下补充睡眠。即使睡不着，只要稍稍闭一会儿眼睛，也可以达到小睡的效果。

小睡还能降低心脏病的发病率。高田明和说，我们的心脏会兴奋，是因为受到了交感神经的支配；心脏会平静，是因为受到了副交感神经的支配。白天，交感神经活跃，心脏便会加快跳动，相应地，负责为心脏提供营养的冠状动脉所承受的负担也就加重。当我们小睡时，副交感神经活跃，交感神经变弱，冠状动脉的负担也就变轻了。这样一来，心脏就能够被注入新的活力，变得更加健康。

小睡还有一个好处是巩固记忆。高田明和建议我们，当我们在工作和学习中遇到了迟迟记不下来的内容时，不要强迫大脑去记忆，这样只会加重大脑的负担，效率却并不高。不如用小睡的方式，在学到新的内容后小睡几分钟，让大脑放松一下，这样反而能促进大脑的记忆。根据这一原理，我们可以在条件允许的情况下，每当遇到必须掌握、记忆的内容时都闭上双眼，稍微休息一下。要真正地休息，不要一边闭着眼睛一边继续想事情。当我们闭上双眼，什么都不去想时，大脑反而会将接收到的信息自动整理起来，这样就能够很快提高记忆力。

7.

左右脑可以"轮休"？

生活中，如果你的面前有一件重量为 2 千克的行李，你只需用一只手便能将它提起，但是你距离目的地还很远，你会怎样把它提过去呢？几乎所有的人都会习惯性地用自己习惯用的手，或者用力气较大的一只手去提，但是走出一段距离后，一旦这只手感到累了，便会换用另一只手去提，等到另一只手臂也感到累了，再换回最初用的手。

经过测试，虽然人们由于臂力不同，交替手臂的频率不同，但接受测试的所有人在将行李提到目的地时，左右两只手臂都已经进行了数次的交替。当问及他们的感觉如何时，多数人表示，虽然两只手臂都感到有些累，但都不会感到过度劳累，也不会出现肌肉拉伤的情况。只有少数人表示，行李很轻，一点都没有感觉累。

我们都知道，肌肉在长时间承受很大的力，或者从事过量运动后会感到酸痛甚至拉伤。其实大脑也一样，只不过我们看不到大脑的运动，平时也意识不到大脑所承受的力，所以很难将它在疲劳之后表现出来的症状与它承受的负担联系在一起。

高田明和说，人在清醒时，大脑会一直运动，所以很容易感到疲劳。特别是当大脑从事不间断思考时的高强度脑力劳动时，这种疲劳的程度就会更高。人长时间从事脑力劳动，会令脑中产生的疲劳物质一直积累，当疲劳积累到一定程度时，就需要用睡觉来消除，让大脑得到放松和休息。

美国心理生物学家斯佩里博士花费了 10 年证实人的大脑具有不对称性，并提出了"左右脑分工理论"。按照斯佩里的理论，正常人的大脑有两个半球，即左脑和右脑，这两部分平时作为一个整体工作，但左右脑的机能各有分工，左脑感受并控制右边的身体，右脑感受并控制左边的身体。

人的大脑又可以分为多个区域，每个区域掌管着不同的活动，比如掌管身体运动的身体运动区、掌管视觉信息处理的视区、掌管语言的语言中枢等。这些区分布在两个半球上，由于疲劳物质会集中性地累积在大脑中被使用的部位，所以高田明和建议人们，平时不要用脑过度，最简单的方法就是不要聚精会神地一直做同一件事。只要做到这一点，就可以让大脑得到适当、合理的休息。比如，思考过久的时候停下来去跑跑步，看书太久的时候起身去收拾一下东西等。

从功能上来看，人的左脑主要负责逻辑理解、记忆、时间、语言、判断、排列、分类、分析、书写、推理、抑制、五感等；右脑则主要负责空间、形象、记忆、直觉、情感、身体协调、视觉、知觉、美术、音乐、节奏、想象、灵感、顿悟等。也就是说，与逻辑思维相关的思考活动都发生在左脑中，与形象思维相关的思考活动都发生在右脑中。如果能在工作或学习时，让大脑的左右脑交替进行工作，就可以让大脑得到适时的休息，不至于过度疲劳。

科学家们曾做过一项调查，结果显示有 95% 以上的被调查者日常主要使用的都是左脑，右脑的使用频率非常低，基本处于休息状态。被调查者们说，他们平时很容易感到疲劳，而且容易感到头昏脑涨，思路不清晰，即使睡眠时间充足，仍然会出现这些现象。事实上，令他们出现这种现象的原因正是他们左脑用脑过度。

高田明和说，人们在工作和学习中，需要记忆的内容有很多，和逻辑相关的分析也有很多，这就使人们的左脑总要承担大量的工作。同时，习惯使用右手的人也占了大部分，而右手的运动又与左脑有关，这就导致他们的左脑要不间断地接受刺激，然后感到越来越累。很容易导致左脑用脑过度，出现头晕、头痛、理解力下降、容易忘事、反应迟钝等现象。如果长期处于这种状态并且不注意调整，还可能诱发神经衰弱、失眠等疾病。

相比之下，习惯用左手的人就没有那么容易发生左脑用脑过度的情况。当他们使用左手时，右脑负责全部运作，左脑就能得到休息。同样，如果平时使用右脑过多的人习惯使用右手，那么他们也不容易发生右脑用脑过度的情况。所以，高田明和指出，想要避免因用脑过度引发的失眠等症状，方法非常简单，让非习惯性用的手得到最大程度的锻炼。如果平时习惯用右手，那么想让左脑休息时，就可以刻意试着用左手做一些事情，比如按电梯按钮、拿水杯、提东西等。当我们有意识地强制右手或左手从事某些活动，我们的左脑和右脑就能交互休息，这样大脑中的疲劳物质就可以被分解，大脑也能得到休息。

除了使用非习惯用手来让左右脑进行"轮休"，我们也可以通过其他方式达到同样的效果。对于在工作中需要进行高度逻辑思考的人，即用左脑工作的人来说，可以利用空闲时间培养一些艺术方面的爱好，让自己的右脑得到开发。这样，当左脑因为工作而疲惫不堪时，可以通过从事一些需要右脑的活动来进行缓解，比如看几分钟色彩鲜艳的图画、听一会儿音乐、想象一些美好的画面等，都能让左脑得到短暂的休息。

对于运用右脑工作的人来说，则可以在平日有意训练自己的逻辑思维能力。比如，在没有灵感时停止继续构思画面和意境，读一会儿书，但不要读那种让自己一看头脑中就忍不住浮现出相关画面的书；也可以做一些数学题，或者逻辑推理题，让大脑的工作重心移到左脑上，这样右脑就可以得到暂时的休息。如此，再回到创作中时，头脑也会轻松许多。

8

"小睡"和"休脑"产生的正能量

在保证日常生活健康舒适的基础上，短眠的最短时间为 4 小时。

高田明和说，想要让 4 小时短眠法更加舒适地持续下去，关键在于"小睡"和"休脑"。

关于"小睡"和"休脑"，前文已经提到了一些。在具体操作时也有一定的规律和技巧。首先，"小睡"时，要确保在安全的环境下。其次，"小睡"的地点应当不会打扰或影响到他人。

不能把"小睡"看作单纯的小睡，要积极地、集中地进行小睡。只要做到了这一点，白天感觉到强烈睡意的情况就会减少很多。时间久了，便不会因为夜间睡眠较短而出现白天没精神、注意力不集中、反应迟钝等现象，也就能够自然而然地变成短眠者的体质。高田明和说，越是擅长短眠的人越喜欢小睡，比如工作繁忙的商人、政治家，他们都会找各种机会小睡，有意识地补充睡眠。因为有目的，所以这样的小睡效果惊人。

德国精神病研究所的睡眠专家发现，如果在中午 1 点左右进行小于半小时的"小睡"，能够有效刺激体内的淋巴细胞，增强免疫细胞的活性。条件允许的情况下可以找一个能够让身体得到适当舒展的地方睡，但是为了避免进入深度睡眠，最好不要躺下。

"小睡"时，可以将头抵在稳定的墙壁或物体上，以确保身体的稳定。如果身边没有这样的环境，也可以趴在桌子上小睡，虽然长时间趴在桌子上睡不利于血液循环，但对于小睡来说并无大碍。有些人担心午休时间不够，于是刚吃饱饭就趴在桌子上小睡，这样做其实不好，会使胃部受到压迫，影响消化和呼吸。如果在学校或公司没有可以小睡的场所，不妨去学校或公司外面，选一家有沙发或软椅的咖啡店进行小睡。小睡时坐在舒适的软椅子上，放松的效果会远远优于坐在硬椅子上。

如果想要利用午休进行稍长一些时间的小睡，最好在小睡前喝一点加了糖的咖啡，因为葡萄糖不但能消除大脑疲劳，还能使血液中的色氨酸进入大脑，转换成有助于大脑清醒的血清素。而且，咖啡的提神作用要经过 30 分钟后才会显现，小睡的时间是控制在 30 分钟之内的，所以在小睡前喝咖啡不但不会影响小睡，还有助于我们在睡醒后精神饱满。

"休脑"指的是让大脑放空、得到休息。由于大脑很难处于什么都不想的状态，而且越想不去想，反而越容易去想。所以高田明和建议人们可以运用前文提到的"左右脑'轮休'"的方式，让左脑和右脑交替进行休息，避免一边的大脑过于疲累。另外，他也建议人们通过保持精神的稳定来让大脑得到休息。

科学研究表明，人在产生负面情绪时，大脑会承受非常大的压力，而喜悦的情绪则能够让大脑分泌大量多巴胺，让大脑不会感到疲倦。所以平时尽量避免生气，尽量少产生一些不安、苦恼等负面情绪，努力让自己积极乐观，习惯性向积极的方向去想事情。对自己进行心理暗示，遇到困难时多想"一定可以解决""没什么大不了""一切都会好起来"，大脑就不会总感觉累。

高田明和说，"小睡"和"休脑"也可以同时进行——只要闭上双眼就可以。因为人在闭上眼睛时，大脑会释放出低频率的 α 波，这种波与睡眠的电波是相同的。所以闭上双眼能够让大脑得到放松。如果只闭上一只眼睛，就只有一边的大脑可以得到休息。在自然界中，许多动物，比如海豚、鲸、候鸟等就是闭上一只眼睛睡觉，让一边的大脑得到休息时，另一边的大脑仍然保持清醒，避免外敌来袭时无法躲避。

人们在刚开始练习短眠时，容易因为睡眠的突然减少而造成白天精神不足。善用"小睡"和"休脑"，就可以弥补睡眠上的缺失，将身体渐渐调节到既能接受短眠又不会影响白天生活、工作的状态。

白天里，如果情绪突然特别低落，心情特别烦躁，也可以通过"小睡"和"休脑"进行调节。即使没有小睡，只是闭上眼睛专心休息一会儿，也能够缓解不少负面情绪，让人重新打起精神，更加有勇气和毅力。

9

日本人的"快眠法宝"

在日本，为了有助于快眠，人们会从多个方面进行调节。其中，一个比较普遍的方法是通过改善饮食促进快眠。高田明和认为，从饮食入手时，只需在基础的饮食上加以适当调整即可，不需要增加太烦琐的步骤。

首先，需要弄清楚哪些物质对快眠的形成有帮助，排在首位的当属色氨酸和甘氨酸。色氨酸能促进褪黑素的生成，促进睡眠；甘氨酸能让人在睡眠时体温下降。富含色氨酸和甘氨酸的食物有肉、牛奶、鸡蛋等动物蛋白，平时多吃这些食物，能够满足身体的日常所需。与此同时也可以补充一些褪黑素，这种激素对改善睡眠最为有效，富含褪黑素的食物有甘蓝、莴苣、白菜、洋白菜、稻米、甜玉米等。

晚餐时吃些热的饭菜，可以促进体温上升，有利于快眠。少吃寿司、生鱼片等生冷食物。如果此时吃一些含有辣椒素的食物，体温上升的效果会更明显，并且能让吃过的人产生睡意。针对不吃辣的人，高田明和建议他们服用一些含有相应成分的补给品，比如天然辣椒素酯。辣椒素酯在提高体温这方面能够产生服用辣椒素10倍的效果，而且它不会有辣味，即使不能吃辣的人也可以服用。由于这种补给品除了有促进睡眠的功效外，还有助于减肥，所以在日本非常受女性的欢迎。

如果平日总是感到压力特别大，也可以服用一些含有DHA的营养补给品。DHA 不但能够舒缓压力，还能够改善睡眠。DHA 主要存在于鱼类中，想要补充这种物质，可以多吃些鱼类。此外，多摄入一些有助于神经细胞修复的抗氧化物质，比如维生素 C、维生素 E、β 胡萝卜素等也是有好处的。维生素 C 和维生素 E 大家都已经比较熟悉了，β 胡萝卜素可以通过吃绿色蔬菜、甘薯、胡萝卜、木瓜、芒果等食物补充。高田明和建议人们，针对那些生活中容易摄取不足的营养元素，最好的方式就是通过营养补给来补充。

在向人们推荐"快眠法宝"时，高田明和提到了一种叫缬草的药材。缬草是一种多年生草本植物，本身并不具有催眠作用，可与巴比妥类药物混合时，可以增强药效，实现安神镇定的作用。将 2~3 克缬草干燥根的粉末在沸水中浸泡 15 分钟后服用，也可以单独起到镇定作用，进而治疗失眠。由于该药物的不良反应很少，所以很多人都会将它当成安全性较高的镇静剂。但是长期服用该药后，仍然会出现不良反应，并有可能导致轻度抑郁症。在日本，有一种由"缬草 & 米胚芽精华"成分组成的营养品卖得非常好。高田明和说，这种营养补给能够让人快速入眠，服下后就好像被打了镇静剂一样。其中的米胚芽精华是一种大量存在于脉冲的氨基酸，能够有效消除失眠和心烦不安。

市面上常见的改善睡眠的药物还有很多种，高田明和提醒我们，这些药虽然能够促进快眠，但并不等于安眠药，只能够暂时改善失眠，不能治疗失眠。而且在服用这些药物前，一定要仔细阅读说明书。通常情况下，这类药品不适合孕妇、15 岁以下儿童，以及已经确诊有失眠症的人服用。

10

入睡的仪式

想要快眠，不仅需要将卧室打造成能够促进安眠的环境，还要确保自己回到家处于舒适的环境中。

高田明和说，这段时间内所处的环境非常重要，特别是光线，如果太明亮，就容易让人心情愉悦，感到兴奋；如果房间里有闪光，则更容易刺激人的神经，让人变得精神。所以要在睡前切换室内的照明，最好选用灯光泛黄的暖色调灯泡。等到决定入睡后，就要保持室内漆黑或只有微弱的光线。

室内温度和湿度也会对快眠产生显著影响，特别是在冬天和夏天。为了将这些影响降到最低，高田明和建议人们安装能够促进安眠的空调，这种空调会根据人们对快眠需要的温度和湿度，对环境进行自动调节，十分方便。

想要放松身心，家具的颜色和形状也很重要，选用绿色或蓝色的沙发和椅子能够起到安神的作用。如果一家人住在一起，最好使用圆形的餐桌，而不要用方形。因为圆形能够让家人更紧密地围绕在餐桌周围，一家人和睦地一边用餐一边聊家常，很容易营造出轻松的氛围，让人放松，可促进快眠。在进行室内装饰时，也可以通过摆放名画的复制品来促进快眠。高田明和说，名画复制品加上高级的画框，能够让人心情宁静平和，对快眠很有好处。

音乐，特别是古典音乐，能够辅助快眠，并保证快眠的质量。

如果每天睡前半小时都听一听古典音乐，或者固定一个时间听古典音乐，并将这种行为视为一种仪式。那么，渐渐地，这种行为就会真正成为一种促进快眠的仪式，提升快眠的效果。

关于最佳促进快眠的音乐，高田明和推荐一盘由 Della 乐团演奏的名为《终极安眠 CD》的快眠 CD。Della 乐团是一支专业制作日式心灵疗愈音乐的乐团，该乐团以"睡眠四部曲"风靡日本数十年，他们演奏的曲子中都融合了器乐和大自然的能量波动，并采用 3D 立体录音制作出了乐器与大自然的和声，听起来令人感到非常放松和舒适。

有时候，我们反复听自己喜欢的歌曲也可以催眠，但是我们平时听的音乐中常常存在一些对睡眠造成影响的因素，比如过于尖锐的声音、高音、过于强烈的节奏等。所以，高田明和建议睡前最好听专业的快眠音乐。

很多人听到钟表发出的声音后会睡不好，高田明和建议这类人可以去买秒针走动时不会发出声音的时钟。

11.

睡前在枕边放一个苹果

　　在人的听觉、视觉、嗅觉、触觉和味觉这五感中，嗅觉是唯一一个不需要经过大脑处理就可以感觉到的，即使在睡眠状态中，如果我们周围有一些特别的气味，我们同样能够闻得到，并且这些气味会影响大脑的活动。高田明和说，根据这一原理，我们也可以利用芳香疗法来让我们快眠。

　　高田明和建议想要快眠的人可以在室内放一个香薰器，里面按比例滴入具有镇静安神功效的精油，如薰衣草、洋甘菊或甜橙。没有香薰器的话，也可以将精油滴入棉花里，然后将精油棉放在枕边，闻着精油的香味入睡。如果想取得更好的效果，还可以搭配使用有芳香效果的沐浴露和按摩精油。

　　不用精油的话，也可以用天然的香味进行促眠，比如苹果的香气。所以睡前在枕边放一个苹果，苹果酸甜的香气能够使入眠变得顺畅，进而促进快眠。第二天醒后吃掉这个苹果，还可以补充睡眠中消耗的果糖、水分、矿物质和维生素，可谓一举两得。

　　有人认为睡前喝一杯花草茶能够提升体温，有助睡眠。但是在喝的时候要注意，有些花草茶中含有咖啡因。高田明和比较喜欢一款名为 HerbCraft-SweetDream（Sunmedica）的花草茶，他说，这款花草茶用的是百分之百有机农业种植的草药，没有其他添加物，也没有咖啡因，饮用起来比较安全，促眠效果比较好。

12

提高睡眠舒适度可保证短眠质量

有的人每天只睡几个小时就神采奕奕，是因为他们的睡眠质量非常好，容易进入深睡眠，深睡眠哪怕只睡很短的时间，也能令大脑和身体得到充分休息。所以想要养成短眠的习惯，就必须保证睡眠的质量。哪些方法可以保证我们的睡眠质量呢？高田明和建议人们通过挑选合适的寝具来改善睡眠质量。因为当我们入睡时，它们是我们最亲密的伙伴。

首先是床垫。虽然很多人提倡睡硬一些的床对腰好，但过硬的床垫会让我们躺上去之后很不舒服，一觉醒来腰酸背痛。特别是翻身时，肩膀、胯骨等突出部位接触到太硬的床垫时，很容易让我们睡不踏实。高田明和建议我们在选择床垫时最好选择材质柔软的，躺上后能够与人体贴合，并且能够将人体对床垫施加的压力分散出去。如果平躺时，腰椎和床垫之间的平面间距在 2~3 厘米，说明这个床垫的硬度是合适的。

挑选枕头时，要注意枕头的尺寸，不要枕太短的枕头，以免翻身时从枕头上掉下来。枕头与肩同宽即可，大小以 60 厘米 × 40 厘米为宜。高度方面，男性应该选躺下后，后脑勺与床之间的距离为 5~6 厘米，颈部与床之间距离为 7~8 厘米的枕头；女性应该选躺下后，后脑勺与床之间的距离为 3~4 厘米，颈部与床之间距离为 5~6 厘米的枕头。

　　高田明和说，盖的被子要保证人体在睡着以后体温不会过度下降、易吸汗、保湿性好为首选。如果被子不散热，人很可能在睡眠中被热醒，使短眠中断。要知道，短眠的每一个小时都有其特定的作用，一旦中断，再重新开始，就可能令睡眠的质量大打折扣。

13

睡眠追踪表

　　如果想保证完美睡眠舒适度，或者让自己能够在最佳时间入睡和醒来，高田明和建议大家佩戴一块睡眠追踪表。这是一款专门帮人打造完美睡眠的手表，它的外表看起来只是一块腕表，里面却大有文章。表里内置的芯片可以对手臂肌肉和脉搏、体温等数据进行监测，即使是非常难以捕捉到的短时间"接近清醒状态"它也能捕捉到。之后，它能根据佩戴者在睡眠中的身体状况来计算出睡眠的精确时间，还可以将测得的数据上传到电脑，并对其进行分析，找出佩戴者睡眠时的最佳状态，并在人最警觉的时候把人叫醒。在最佳状态下被叫醒的人，会在醒来之后精神格外饱满。这款表的发明者罗利说，他发明这款表的初衷是不想在夜里不小心吵醒妻子。

　　高田明和说，很多人在刚刚开始短眠时都会不适应，要么因为睡眠时间突然变短而起不来床，要么因为担心早上起不来而整夜不安，无法熟睡。戴上睡眠追踪表后，这些问题都可得到解决。佩戴者只要在手表上设定一个想起床的时间，就可以放心去睡了。睡眠跟踪表会在设定的时间前 30 分钟之内，找一个最接近清醒的时间将佩戴者叫醒。

14.

练习：有助睡眠的"高田式体操"

　　合理的运动能够调节人体代谢，愉悦人们的心情，改善血液循环，也能帮助人们快眠。高田明和针对人体的特点，经过长期实践总结出了一些具体的方法，这是一系列有助于睡眠的运动，他将其统称为"高田式体操"。熟练掌握这些动作后，就可以很容易养成4小时短眠的习惯。

　　"高田式体操"并不像一般的体操那样对环境要求高、难度较大、动作复杂、持续时间较长。这套体操包括坐禅、体操、呼吸法、冥想法、自主神经训练法和穴位按压六个主要部分，每一部分都可以独立进行，并且简单易学，容易操作。可以进行的场所也比较随意，有的动作可以躺在床上进行，有的动作可以坐在椅子上进行。

　　"高田式体操"可以按照每组动作的作用分别在早间、午间和晚间进行。早间进行的作用在于帮助人更快清醒，一天精力充沛；午间体操的作用在于帮助人摆脱疲惫和困倦，振作精神；晚间体操的作用在于帮助人放松，更快入睡。

用坐禅整理心绪
高田明和说，坐禅可以帮助人们整理好情绪，心静则安。

坐禅一共有两种坐法：

一种是以盘腿的姿势坐好，右脚搭在左腿大腿根部附近，然后将左脚搭在右腿的大腿上，脚心向上。最后把右手背平放在左手心上面，将双手大拇指相接，形成一个圆形置于丹田处，这种坐法叫结跏趺坐。坐时双肩需要放松，双眼半睁，视线从鼻尖掠过，集中在前方大约 1 米的地面上，缓缓调整呼吸和情绪，同时达到身心合一。

另一种坐法是将一只脚搭在另一边大腿根部附近，脚心向上，手部动作与结跏趺坐相同。因为只有一条腿交叉，所以这种坐法也叫半跏趺坐。高田明和建议第一次尝试坐禅的人，或者身体比较僵硬的人采用这种坐法。如果觉得这两种姿势都不舒服，在一开始可以先垫上圆垫正坐，每次坐 10 分钟即可。等到习惯了之后，再调整姿势，并把时间延长到 30 分钟。

让大脑完全清醒的伸展运动

每天早上醒来后，高田明和建议人们躺在床上做几遍有助于醒脑的体操和伸展运动。

将两侧的手臂同时上抬，然后将双手握在一起，用力向前伸展；脚尖向上勾，并保持双臂抬起的姿势；然后，松开双手，张开双臂，脚尖向下压；双臂张开时，双手也要保持抬起的姿势。

按照一定的节奏重复多做几次这组动作，大脑就能够受到刺激，然后逐渐醒来。

促进入眠的伸展运动

高田明和建议每天睡觉前想要快速入睡的人坚持做两组以下动作。

第一组：仰卧在床上，舒展全身，伸开双臂，双腿分开一些距离，身体呈一个开口较小的"大"字形。深吸一口气，然后缓缓呼出；抖动手脚；将双手用力握成拳头，再迅速打开。

这样的动作重复 5~10 次，当手心和脚心都感到发热时就要立刻停止，以免体温过高影响睡眠。

第二组：仰卧在床上，双腿自然并拢，双手自然放在身体两侧；脚尖向下伸展，拉伸阿基里斯腱；放松阿基里斯腱。

此组动作重复数次后，脚心会变热，这时就应该立刻停止。

（注：阿基里斯腱是位于脚后跟的一个肌腱组，由小腿肚的比目鱼肌和腓肠肌的肌腱共同形成，是人体最大的肌腱，俗称"脚筋"。在希腊神话中，这个部位是海洋女神的儿子阿基里斯全身唯一的弱点，所以人们也称它为阿基里斯腱。）

默数呼吸次数让心情舒畅

我们都知道，呼吸法是一种极为典型的调整情绪的有效方法，但具体操作起来却并不是很容易。高田明和建议初学者尝试一下释迦牟尼首创的"数息观"，即一边呼吸一边默数呼吸的次数。

具体方法为：深坐在椅子上，坐直，臀部用力向后翘，下巴向内收；右手握住左手拇指，用左手食指、中指和无名指包住右手；用鼻腔缓缓吸气，呼气。呼气的时候不要张嘴，将上牙和下牙轻轻接触在一起，舌头上表面和上颚相碰，舌尖抵在门牙后方；一呼一吸计为一次，数到第 10 次后再重新从 1 数到 10。

有助于快眠的冥想法

高田明和说，在睡前进行"身念处"的修行有助于快眠。"身念处"是一种从佛教修行中借鉴而来的方法，是四念处观之一。

具体方法为：首先，坐在椅子上，闭上眼，双手握法同"数息观"；心里默默地想着"我要站起来了，站起来"，同时慢慢站起来；起身后不要马上睁眼，在心中默想"我要张开双腿，张开双腿"，同时将双腿分至与肩同宽；睁开眼睛。做这组动作时，重心要放在观姿势上，时间可自己决定，适当即可。

其次，站在平地上，一边心里默念"左手慢慢向上抬起，左手向上抬起"，一边将左臂从身体左侧慢慢向上抬起，右臂重复与左臂相同的动作，同时心里默念该动作。高田明和建议将这组动作进行3分钟，重心放在观身体动作上。

最后，心里默念"抬起右脚，抬起右脚"，同时抬起右脚；心里默念"向前走，向前走"，同时身体缓慢前倾；心里默念"放下右脚，放下右脚"，同时放下右脚；心里默念"抬起左脚，抬起左脚"，同时抬起左脚；心里默念"向前走，向前走"，同时身体缓慢前倾；心里默念"放下左脚，放下左脚"，同时放下左脚。重复这组动作3分钟，重心放在观行走上。

高田明和的这三组动作，目的都在于让我们集中精力，进行"身念处"的修行，从而让身体在自然运动时明确自己将要进行的动作。

自主神经调整法

高田明和的自主神经调整法，目的在于防止失眠和睡眠障碍的产生。这套动作相对复杂一些，步骤也更多一些。

具体方法为：

躺在床上，将手臂平放在身体两侧，掌心向下。或深坐在椅子上，双手自然放在身体两侧，尽量放松全身；在心里默念"心情平静下来，平静下来"，连续默念三遍；对自己进行心理暗示，告诉自己"右臂变重了，右臂变重了"，重复三遍后，再告诉自己"双臂都变重了"；对自己进行心理暗示，告诉自己"右腿变重了，右腿变重了"，重复三遍后，再告诉自己"双腿都变重了"；心中想着"双手都变热了"，同时用心去感受沉重的双手正在变热；继续对自己进行影响内脏机能的心理暗示，告诉自己"呼吸变得平稳了""心脏在慢慢跳动""肠胃里暖暖的""胸口暖暖的"；上面的一系列动作重复 2~3 次后，握紧拳头，让身体恢复紧张状态。

如果自主神经出现问题，无法与健康的生活节奏相符，那么大脑和身体的活动就会被打乱，睡眠也会受到很大的影响。每天睡前5 分钟的时候练习这套自主神经调整法，可以强化人体自主神经，更好地控制自己的神经调节，也让我们的情绪变得更加稳定。

用按压穴位实现快眠

人体共有720个穴位，每一个穴位都有其特别的意义。其中，对4个穴位进行适当的刺激能够有助于睡眠，这4个穴位分别是中渚穴、足三里穴、大敦穴和百会穴。高田明和说，按压穴位可以作为促进快眠的简单训练之一，因为它非常有效，而且方便。如果能够在按压穴位的同时说一些积极、有激励作用的话，效果会更好。

中渚穴：位于手背，小指和无名指关节根部向上1厘米处的凹陷中。适当对中渚穴进行按压，可以消除心中的不安，令心情愉悦。白天按压此穴位还能赶走睡意，减轻肩膀麻木和疼痛的症状。在进行按压时，用另一只手的中指适力按压即可。

足三里穴：位于外膝眼下4横指、胫骨边缘位置。寻找该穴位时，可以将与腿反侧的手放到小腿上，然后食指第二关节沿胫骨上移，当触碰到一块突出的斜面骨头时停下，指尖对应的位置就是足三里穴。按摩足三里穴能够促进全身的血液循环、通畅经络、缓解疲劳等。如果早起按摩，可以让头脑变清醒。

大敦穴：位于大拇指末节内侧，甲根边缘约2毫米的位置。自古以来，这个穴位都被视为镇静及恢复神志的要穴。此外，按压此处还能缓解癫痫、嗜睡、疝气、便秘、心绞痛、月经不调等症状。按压方式为用大拇指和食指轻轻按压、拉扯穴位5~10次。按压时呼气，拉扯时吸气。

百会穴：位于头顶正中线与两耳尖连线的交叉处，按压此穴位可治疗头痛、高血压、低血压、宿醉、目眩失眠等。用双手按压此穴位 6 秒，同时呼气，可以消除大脑疲劳，洗头时按压也有同样的效果。在第二章，三桥美穗也讲过此穴位对睡眠的重要性。

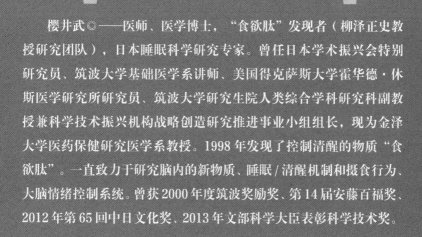

第五章

樱井武：
是什么在掌控我们的睡与醒？

樱井武◎——医师、医学博士，"食欲肽"发现者（柳泽正史教授研究团队），日本睡眠科学研究专家。曾任日本学术振兴会特别研究员、筑波大学基础医学系讲师、美国得克萨斯大学霍华德·休斯医学研究所研究员、筑波大学研究生院人类综合学科研究科副教授兼科学技术振兴机构战略创造研究推进事业小组组长，现为金泽大学医药保健研究医学系教授。1998年发现了控制清醒的物质"食欲肽"。一直致力于研究脑内的新物质、睡眠/清醒机制和摄食行为、大脑情绪控制系统。曾获2000年度筑波奖励奖、第14届安藤百福奖、2012年第65回中日文化奖、2013年文部科学大臣表彰科学技术奖。

睡眠研究的重大发现——食欲肽

通常，人们在对睡眠进行研究时，会将重心放在对睡眠机制的研究上。比如，通过监测脑电波来获取睡眠时人脑的活动，从肌电图中获取人处于睡眠状态时肌肉状态的变化等。随着医学的发展，开始有人试图通过其他的途径，比如对内分泌、基因、生理特征等进行研究，来探究睡眠的奥秘。

1996 年，樱井武在美国得克萨斯大学霍华德·休斯医学研究所从事研究，一个偶然的机会，他听说了"基因重组计划"，并对此产生了浓厚的兴趣。于是他在柳泽正史教授的指导下，将从基因组计划中获得的信息作为基础，开始了对新的生理活性肽的探索。在这期间，他发现了一种新的神经肽——食欲肽。他发现，食欲肽自身带有一种不同寻常的活性，部分存在于下丘脑的摄食中枢，说明它与动物想要摄取食物的冲动有着密切联系。他给动物注射了食欲肽之后观察动物的反应，发现注射了食欲肽之后的动物食量骤增，这一结果更加证实了他的推测。

1999 年夏天，樱井武和他的研究小组又发现了食欲肽与嗜睡症之间的关系。有关嗜睡症的记录最早出现在 17 世纪的英国，这种病具体表现为患者总是有强烈的睡意。樱井武说，这里所提到的"强烈的睡意"并不是指白天觉得困、想睡觉，而是指患者会以非正常的方式表现出睡意，并且睡意产生前没有任何征兆。对于患有嗜睡症的人来说，即使睡眠充足，他们也会突然睡着，而且不分场合。比如在开车、讲课甚至走路的时候会突然睡着。在大多数人眼中，这种突然睡着的状态很不可思议，但对于嗜睡症患者来说，这都是很普通、很常见的事。

需要保持清醒的时候无法保持清醒，是嗜睡症患者最头疼的事。虽然他们入睡的时间很短，很快就能醒来，而且醒来之后会觉得很轻松，但是由于这种入睡不受意志控制，发作时如同休克一般，所以给他们的生活带去了许多麻烦和危险。哪怕发作时并没有从事可能产生危险的工作，因突然入睡而发生的猝倒也可能使他们受伤。另外，嗜睡症患者还容易在喜悦、大笑、吃惊时因突然的肌肉无力而摔倒。

樱井武的研究小组在 1999 年对患有嗜睡症的狗和被破坏食欲肽基因的老鼠进行的实验中发现，患有嗜睡症的狗的食欲肽受体基因有异常，而被破坏食欲肽基因的老鼠会出现嗜睡症状。于是他们推测食欲肽和嗜睡症之间存在着联系，并通过检验得出食欲肽的功能异常可能引发嗜睡症。

2000 年，他们的这一推断进一步得到了证实，并发现在 90% 以上的嗜睡症患者中，都出现了负责释放食欲肽的神经细胞出现变异的情况。

樱井武通过实验得到结论，无论是狗、老鼠，还是人，会患上嗜睡症的主要原因都是由于大脑内的食欲肽分泌过低。他说，食欲肽决定着人的清醒，只有当食欲肽正常分泌时，人才能保持清醒状态；一旦食欲肽缺失，人就会无法继续保持清醒状态，陷入突然的昏睡。

发作性睡病（Narcolepsy）

　　是一种原因不明的慢性睡眠障碍，临床上以不可抗拒的短期睡眠发作为特点，多于儿童或青年期起病。往往伴有猝倒发作、睡眠瘫痪、睡眠幻觉等其他症状，合称为发作性睡病四联症。发作性睡病一词，由热利诺（Gelineau）于1880年首创，因此本病又称热利诺综合征。

我们为什么清醒，又为什么睡去？

睡眠究竟是什么？樱井武认为，可以将睡眠理解为面对外界刺激反应度下降，并且容易恢复的一种状态。与此同时，运动系统也不会做出有目的的活动。

在探讨睡眠的原因时，腺苷被视为睡眠物质的本质。这是因为人在清醒状态时，下丘脑内的腺苷浓度会高于睡眠状态，而且清醒时间越长，腺苷的浓度就越高。反之，当人进入睡眠后，腺苷的浓度就会慢慢降低。而且，腺苷会对视觉皮层产生刺激，并对能够促进清醒的神经元进行抑制，进而引发睡眠。所以，腺苷的浓度是决定入睡时机的要素之一。人脑中存在着多个系统，影响睡眠和清醒的系统主要有两个，一个是单胺能系统，另一个是胆碱能系统。单胺能系统主要由能够分泌单胺（包括去甲肾上腺素、血清素、组胺、多巴胺等）的神经元构成，其作用在于将来自小领域的信息传递至大脑，在大脑中进行"全馆广播"。胆碱能系统主要由拥有乙酰胆碱的神经元构成，其作用在于对大脑皮层产生刺激，对大脑整体产生影响。这两个系统共同作用于大脑皮层，对大脑皮层产生广泛的刺激，人就会清醒。

胆碱能神经元有两种模式，樱井武将它们命名为胆碱能神经元1和胆碱能神经元2。研究发现，当人处于清醒时，单胺能神经元和胆碱能神经元1频繁活动，胆碱能神经元2停止；当人处于非REM睡眠时，单胺能神经元和胆碱能神经元 1 活跃度下降，胆碱能神经元 2 仍然停止；当人处于 REM 睡眠时，单胺能神经元和胆碱能神经元 1 停止，胆碱能神经元 2 频繁活动。

人在清醒时，大脑各区域会为了处理各种信息而处于无规则活动。单胺能系统和胆碱能系统对大脑皮层锥体细胞的"横向联系"产生抑制，避免这些细胞因"横向联系"而影响功能，从而更充分发挥它们的功能，于是人就能保持清醒。

人们会睡着和醒来，都是睡眠中枢在起主要作用。单胺能神经元和胆碱能神经元又能反过来对视觉皮层的睡眠神经元起作用。所以，人会有清醒和睡眠两种状态，是因为这两组系统的神经元相互抑制，相互转化。樱井武将这种过程比作跷跷板，用"重量"来比喻每个系统的活跃强度，一头的活跃强度大了，"重量"就大，就会落下，同时另一头的活跃强度弱了，"重量"就小，就会翘起来。

我们都知道，跷跷板只有在两边重量相等时才会平衡。而在人体内，睡眠和清醒这两种状态一直相互抑制，相互转换。所以对于健康人来说，睡与醒的跷跷板永远不会平衡，永远是一方占优势，另一方就占弱势。有极少数人会同时处于清醒和睡眠的状态，那是因为他们患有睡眠系统相关的疾病。

虽然下丘脑能够控制人们的清醒和睡眠，但它并不是唯一能够控制清醒和睡眠的系统，还需要有一种系统将下丘脑的作用传递给整个大脑。这时，需要再一次提到"大脑皮层"。医学研究者们经过多重实验，证实了清醒和 REM 睡眠都是由脑干上行性激活大脑皮层引起的现象。非 REM 时期，这种上行性刺激系统的活动会停止。大脑皮层是覆盖在大脑表面的组织，厚 1.5~4.5 毫米，共有 6 层平行结构，其中分布着大约 140 亿个神经元。大脑皮层上面有许多皱纹，如果能够将脑沟展开铺平，面积可达约 2000 平方厘米。大脑皮层中存在一些锥体细胞，这些细胞属于大型神经元，会在人脑清醒时频繁放电，将大脑皮层的信息进行输出。当人进入非 REM 睡眠时，锥体细胞的活动会渐渐变得同步，缓慢放电。

在大脑皮层中，还有一些垂直结构的功能柱，它们当中含有大量的神经细胞，由于构成这些细胞的神经元在功能上各有不同，所以不同部分的功能柱所对应的信息也不同。所以对于大脑皮层来说，每个区域分工明确是它的最大特征。

3.

当我们睡着的时候，我们的身体在做些什么？

人在睡眠期间，身体不会做出有目的的活动，即使翻身、伸腿、梦游等，也都只是无目的的动作。所以很多人认为，人一旦睡着了就完全静止了。

但真的是这样吗？当然不是。从最直观的角度来看，我们有呼吸，那么我们的肺就没有静止；我们有心跳，那么我们的心脏就没有静止。至于其他器官，虽然我们看不到它们处于何种状态，但是却可以通过监测仪器得知它们的动作，并发现很多器官在我们睡觉时都不是静止的，就连大脑也不是完全静止的。

20 世纪 30 年代之后，人们开始通过监测脑电波来对人类的睡眠进行研究和分析，并记录下了脑电图。后来，肌电图、眼电图、心电图等也都纷纷被用于这一领域。在这些电图中，脑电图是最重要的指标。

脑电波的产生是因为大脑皮层中的神经元在进行信息的传递，这说明睡眠时，人的大脑仍然在运动着。虽然大多数时候我们意识不到，但它确实存在着。从前面几章我们了解到，根据脑电波，睡眠可以被划分为 REM 睡眠和非 REM 睡眠两大类，REM 睡眠阶段，眼球会快速运动；非 REM 睡眠阶段，眼球处于静止状态。从这一层面我们可以得知，睡眠过程中的大脑和眼球都没有一直处于静止状态。

REM 睡眠和非 REM 睡眠循环产生，形成了有规律而复杂的循环。有研究人员试图用"断眠实验"去除 REM 睡眠，一旦监测仪器显示受测者出现 REM 睡眠就将其强行叫醒。几次之后，研究人员发现受测者的 REM 睡眠潜伏期有了明显的缩短，最后一入睡就立刻进入到非 REM 睡眠中。

REM 睡眠以及较浅的非 REM 睡眠期间出现的梦也是大脑快速活动的产物。梦境所反映出的许多内容，即使不可思议，不合逻辑，但却也会与人们平日的生活经历或感情波动有关系，所以弗洛伊德认为"梦是被压抑的欲求体现"。櫻井武不认同这一观点，他说，作为神经学研究人员，他认为梦是快速眼动睡眠期间大脑活动而产生的幻觉，可以解释为快速眼动睡眠期间大脑为了维持自身机能所进行的活动，以及产生的"声响"。

那么，是否还有其他器官在我们睡着的时候仍然处于活动状态呢？监测显示，人体大部分的器官在睡眠时都没有静止。虽然绝大多数器官会在凌晨 2 点 ~4 点呈现出极慢的工作频率，但它们仍然是工作着的。

比如，夜晚 10 点到凌晨 2 点，我们的皮肤会进行极其旺盛的新陈代谢。如果此时我们处于睡眠状态，那么我们的皮肤毛孔就会收紧，将有害物质隔离在外。如果我们处于清醒状态，那么我们的皮肤毛孔就会处于张开的状态，无法阻挡有害物的入侵。还有研究表明，夜间 11 点至凌晨 1 点之间，肝脏的工作速度会大幅提升，将体内的有害物质清除。

人在入睡后，肠胃的蠕动会渐渐变慢，但这并不意味着肠胃蠕动会继续变慢直到静止。研究人员在实验中发现，人在睡前吃下的玉米会先后在胃里、小肠和结肠中停留，最后才由直肠排出。所以如果在睡前吃多了东西，到了晚上，人的肠胃就会很辛苦。

4.

食欲肽将我们的睡眠玩弄于股掌之中

读过上面的内容，一些人或许会认为，睡眠与清醒主要与脑内的各种神经元有关，与食欲肽并没有关系。而事实上，恰恰是食欲肽将我们的睡眠玩弄于股掌之中。在讲解食欲肽与睡眠的关系时，樱井武建议，要先对动物的行为进行分析。

从动物获取食物的过程中，我们可以发现，动物是否清醒取决于它们是否需要获得食物。樱井武说，导致它们产生这种本能的物质，其实正是食欲肽。在食欲肽的作用下，生命体被唤醒，并维持清醒状态，交感神经系统变得活跃，压力激素的分泌开始增加，注意力更加集中，对外界环境进行适应。所以，我们可以认为，是食欲肽控制着我们的清醒。人类虽然是高级动物，却也摆脱不了动物的本能。

前文中提到，在控制睡与醒的系统中，有一种胆碱能神经元。食欲肽能够对这些胆碱能神经元产生作用，促使它们兴奋，提高动物的注意力。另外，在动物需要集中注意力时，位于脑基底核中的胆碱能神经元和食欲肽神经元之间可以相互作用，促进对方兴奋，从而产生更好的效果。

既然神经元的存在有着传递信息的作用，那么想要了解一种神经元的功能，就需要弄清它是如何获得信息，以及如何将信息传递出去的。在研究中，樱井武发现，情绪能够对食欲肽神经元产生强烈的刺激。

我们都知道，情绪可以简单地被划分为喜、怒、哀、乐。每种动物都有情绪，感到危险靠近时会产生不安和恐惧，遇到喜欢的东西时会感到喜悦和兴奋。相比于其他动物，人类的情绪更加多样化，生成的过程也更加复杂化。

情绪在睡眠中的表现主要为，情绪波动较大的时候难以入睡，情绪平缓的时候容易睡着。从而，我们可以看到情绪对于清醒度是有影响的。

控制情感并产生情绪的是大脑边缘系统中的杏仁核，同时分泌食欲肽的神经元接收信息的地方也是杏仁核。这就说明，杏仁核一边对情绪进行控制，一边将信息传递给分泌食欲肽的神经元。杏仁核在受到刺激时，会将一种"事态紧急"的信息传递给食欲肽神经元，令其产生"千万不能睡觉"的意识，并提高其清醒程度。

换一个角度，我们也可以说，是食欲肽引起的身心变化形成了大脑边缘系统中的情绪。一旦大脑边缘系统中产生的某些情绪减缓了食欲肽神经元的活性化速度，人就会出现失眠的症状。哪怕这种情绪我们尚未意识到，但是我们的大脑已经接收到了它的信号，并使我们从行为上做出了反应。这也是为什么很多人都自认为没有焦虑，却还是会失眠的原因。

樱井武认为，既然情绪能够刺激食欲肽神经元，引发清醒状态，那么想要治疗因情绪而产生的失眠，只要研发出能够弱化食欲肽的药物，让患者服下，就可以轻松解除患者失眠的症状。对此，他抱有极大的信心。反之，食欲肽Ａ对人没有明显的副作用，如果能够研发出强化食欲肽的药物，也就可以让一些日间陷于困倦无法清醒的人保持更长时间的清醒。

如果仅凭上面一个实验，还不能断言食欲肽能够掌控人的睡与醒。樱井武又在实验中发现，当他们采用基因操作法使老鼠的大脑中释放大量食欲肽后，原本只能连续清醒 2 小时的老鼠居然连续清醒了 4 个小时。

由于食欲肽被注射到老鼠的神经末梢后不会转移到脑内，所以樱井武等人采用的是直接向老鼠大脑内注射食欲肽的方法。这种方法能够让老鼠脑内的单胺能神经元在食欲肽的推进下产生更强的作用，维持老鼠的清醒。不过，老鼠只是在短时间内出现了无法入睡的状态，过不了多久，上下波动的神经元活跃度就恢复了正常。

神经元活跃度恢复正常后的老鼠没有立刻恢复正常状态，而是因为食欲肽过剩而无法维持正常睡眠，患上了重度失眠症，但从监测可以看到，神经元的放电频率已恢复到了正常状态。

樱井武说，出现这种情况，是因为力的作用是相互的，当单胺能神经元的活动因为大脑释放了大量食欲肽而上升后，与之相对的抑制性神经递质 GABA 神经元受其影响产生反作用力，抑制力也随之增强了。这说明，想要确保睡眠和清醒的正常进行，只靠食欲肽一己之力并不够，还需要一个能够充分抑制食欲肽神经元活动的物质或系统。这样食欲肽的控制系统才能在合适的时间被抑制或激活。

最后，樱井武提到了生物钟。他说，食欲肽对睡眠与清醒的影响也体现在它和生物钟的关系上。有的人会在一天之内经历不同程度的清醒，这是因为生物钟在起作用。樱井武和他的研究小组以老鼠等动物为对象进行了对比实验。在实验中他们发现，作为夜行性动物，老鼠体内的食欲肽神经元一到夜间放电频率就会变高，一到日间放电频率就会降低。于是，他们推断出，日行性动物体内的食欲肽神经元在放电频率方面会出现与老鼠相反的情况。至于生物钟到底有没有直接对食欲肽神经元产生影响，这暂时还是个未知数，可能有，也可能没有，他们会将这一课题作为今后研究的重点。

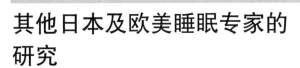

第六章

其他日本及欧美睡眠专家的
研究

1.

友野奈绪和池谷敏郎的研究：
穿上袜子就能好眠？

人体体温分为两种：一种是表层体温，可以用体温计测得；另一种是深层体温，会在外界温度发生变化时通过皮肤进行调节，以便内脏能够保持恒温。

有研究称，睡眠时体温越高越有益入睡，但事实上，这一说法并不准确。人在发烧的时候体温虽然很高，却仍然难以入睡就是一个例子。事实上，降低体温才是让人产生睡意的重要步骤，是让人进入睡眠的关键。

降低体温的关键是保证手脚的温暖，手脚温暖说明血液能顺畅地流到手脚的末梢神经。而手脚是人体的散热器，手腕、脚踝部位的皮肤和肌肉都比较薄，热量很容易从这儿散发出去，从而降低体温。如果手脚冰凉，低于外部的温度，那么体内的热量就无法散出去。

池谷医学院院长、医学博士池谷敏郎认为，很多现代人特别是女性，会感到手脚冰冷，主要是因为交感神经作用不佳，而导致这一症状出现的原因在于白天的站立、行走和奔跑，让双脚承受了太多重量，导致脚部血液流通不畅，引发水肿、变硬等症状。特别是那些需要穿皮鞋或高跟鞋的人，双脚承受的压力更大，所以更容易感到不适。即便晚上回到家中，换上拖鞋，虽然双脚的束缚解除了，但是压力仍然存在。只有在晚上入睡时，双脚才能真正处于放松的状态。

人类的血液循环是一个复杂精密的系统，对健康至关重要，与人体的温度也有着密切的关系。每一次心脏跳动输出的动脉血中都携带着很多氧气和有机物，血液流经人体各部分时，体内的各个细胞就会获得更多的能量，同时产生热能，使体温升高。血液循环是全身性的，不会厚此薄彼，然而由于脚部离心脏的距离太远，血液在到达脚部之前需要绕很长的路，并且一边绕路一边释放热量，当到达脚部时，温度已经下降了很多。

前文我们提到，脚踝部位的皮肤比较薄，容易散热，但同时这种特点也使脚部的血管非常容易受到外界环境的影响，一旦外界的温度变低，脚踝就会感到非常冷。而且，寒气一旦入侵，就会顺着脚踝蔓延至全身，令整个身体都感到冷。

导致双脚冰凉的另一个原因是运动量过少。很多白领每天都是两点一线。其他时间里，他们基本是坐在电脑桌前，以同样的姿势对着屏幕。走路少、运动少，就会导致下半身无法自行制造热能，只能够依赖上半身产热，然后将热量运送到下肢。可是脚部的寒冷会影响到全身的体温，想要靠上半身的热量来维持整个身体的温度是非常困难的。

池谷敏郎认为想要睡得安稳舒适，首先要保证脚部的温度，脚暖了，睡眠就会变好。一些容易脚冷的人会穿上袜子睡觉，可是市面上袜子的种类非常多，除了最基本款的袜子外，还有五趾袜、浅口袜、压力袜等，到底什么样子的袜子最适合睡觉时穿呢？虽然这些袜子各有各的适用范围和功效，但池谷敏郎认为，如果在睡觉的时候穿，这些袜子都存在一定的弊端。

五趾袜将五根脚趾全都包裹起来，看似可以更好地保暖，但同时也会影响脚趾正常的散热。会容易让人睡不好，或者中途因为深层体温过高而热醒。

浅口袜在天热的时候穿确实很舒服，看起来也很美观，但这种袜子起不到保暖的作用。脚踝是非常敏感的部位，只包住脚趾和脚掌，却将脚踝长时间裸露在外面，很容易在夜间感到寒冷。这样的袜子与其说是袜子，倒不如说是脚套更为合适。

压力袜从外观上看，既露出了脚趾，又护住了脚踝，看似很适合在睡觉时穿，但它的缺点在于，它本身具有较大的压力，不利于血液循环。而且这种袜子的袜筒比较长，在防止双腿浮肿的同时，也容易让双腿的血液循环不畅，令人无法放松，会睡得很累。

于是，池谷敏郎和他的搭档——日本知名睡眠咨询师、睡眠环境空间研究所负责人友野奈绪研发了一种特殊的袜子，这种袜子采用特殊材质（纳米铂高科技）制成，最大的特点是能够消除脚部冰凉。

这种袜子可以让人在穿上后，双脚立刻感到温暖，血液循环加速。他们说，这是因为他们所选取的材料是结合了再生矿物、远红外线和纳米铂的布料，虽然看起来轻薄，但是穿上之后，这三种物质会对人体产生作用。远红外线本身就可以发热，于是脚部的温度可以快速上升。

考虑到袜子包住脚尖后会影响热量的散发，导致人体温过高，他们在设计袜子时特意将脚尖露了出来。而且为了避免袜子压迫血管，他们将睡眠袜设计成了刚好可以套在脚上，却又不会给人束缚感的款式。

袜子制作出来后，他们请了很多人来体验这种睡眠袜，并用微循环检测仪对这些体验者进行了检测。结果证明，很多人在穿上这双袜子之后，血管都有所扩张，血流速度变快，并且不再感到冷了。

之后他们又用睡眠检测器对试穿者们进行了为期14天的测试，

发现很多平时有睡眠障碍的人在穿上睡眠袜后，睡眠情况都有明显好转。入睡困难的人更容易入睡；总感觉睡不够、早上起不来的人，醒来后精神变好，感到身心舒畅；睡眠过浅的人开始有更多的深睡眠；睡觉时腿容易抽筋的试用者也不再抽筋了。

友野奈绪和池谷敏郎建议，双脚容易发冷的人不但可以在睡眠时穿他们设计的袜子，也可以在平时穿。特别是那些长时间缺少运动，久坐电脑前的上班族们，穿上睡眠袜后，下肢血液循环不畅的症状就可以得到改善。

2.

井上雄一：
每个人都有自己的"适当睡眠时间"

　　不同的人所需要的睡眠时间不相同，为了了解自己的睡眠时间，可以借用一些辅助方式去推算自己的最佳睡眠时间，比如，睡眠日记。

　　睡眠日记是很多睡眠科学家都提倡的测试睡眠情况和周期的方式，主要通过记录一周内的生活习惯来对自己的睡眠情况进行分析。井上雄一指出，在记录睡眠日记的时候，我们并不需要记录得过于详细，因为睡眠日记的作用只是在于记下我们的生活状态，辅助我们清楚自己的睡眠状况。如果太过细致，就耗费大量的精力去关注每一个细节，这样过于在意，反而容易令神经过于紧张，导致失眠。

　　睡眠日记的内容主要包括以下方面：

姓名：							
记录开始日期：							
记录结束日期：							
睡眠模式	第一天	第二天	第三天	第四天	第五天	第六天	第七天

		第一天	第二天	第三天	第四天	第五天	第六天	第七天
1.早上几点醒来								
2.昨晚上床时间								
3.昨晚入睡花了多少时间（分钟）								
4.昨晚睡了多长时间								
5.昨晚醒了多长时间								
6.晚上睡觉前是否吃了安眠药？几颗								
7.昨晚喝了多少酒								

睡眠质量	第一天	第二天	第三天	第四天	第五天	第六天	第七天
今早你感觉如何 1　　2　　3　　4 非常差　一般　好　非常好							
昨晚睡得好吗 1　　2　　3　　4 非常差　一般　好　非常好							

在记录时需要将每一个问题单独列出来，具体作答。最后根据结果进行整理和统计：用睡眠的总时间减掉睡眠期间的清醒时间，计算出实际的睡眠时间以后，再除以一周内躺在床上的合计时间，就能计算出睡眠效率。

$$睡眠效率 = \frac{一周的睡眠合计时间（分钟）}{一周躺在床上的合计时间（分钟）} \times 100\%$$

如果一个人没有任何睡眠问题，那么他的睡眠效率会在90%以上。研究证实，对于已出现失眠症状的人来说，一旦这种症状持续下去，那么失眠的人就会感到身体越来越疲惫。同时，当实际睡眠时间和所需睡眠时间的差距变得越来越大时，失眠的症状也会越来越严重。想要解决这种睡眠问题，需要结合睡眠日记制订一份"睡眠行事日历"，并根据这一日历来安排一系列的实践方式。

井上雄一建议睡眠效率在85%以上的人将每天的就寝时间提前15分钟，睡眠效率在80%~84%之间的人可以维持原定的就寝时间，睡眠效率不足80%的人将每天的就寝时间往后延15分钟。在计算就寝时间时，需要先决定起床时间，尽量让自己每天都在这一时间起床。然后再以反方向计算方式，将起床时间减去平均睡眠时间后的时间作为晚上的就寝时间。

宫崎总一郎：为什么一到非洲就精力充沛？

通常人们认为睡眠的长短与睡眠环境、睡眠质量、个人身体状态、生物钟等有关。日本睡眠学会认定的睡眠医疗医师宫崎总一郎发现，睡眠的时间与社会环境也是密切相关的。在全世界范围内统计得出日本是睡眠时间最短的国家，而其中高中生和二十几岁的年轻人睡眠时间更短。为什么会如此呢？宫崎总一郎对这部分人群进行分析后，发现他们所处的社会环境影响了他们的睡眠——在日本，高中生上学时间比较早，他们每天要很早起床，而且他们的课业也比较重，放学回到家后，还要学习到很晚；二十几岁年轻人也是如此，快节奏的生活和很强的工作压力导致他们必须每天很早就起床，有时忙碌一整天后还需要加班或者出门应酬。

从上面两个例子中我们可以看到，日本人睡眠时间普遍较短的根本因素是社会性的。

当然，这并不是全部因素。一些不正确的生活习惯也是导致这类人群睡眠不好的原因。不过若是仔细研究起来，这些生活习惯的产生也与社会环境脱不了关系。

"日出而作，日落而息"是人类从古时候就开始存在的生活节律。这种生活节律之所以能一直延续到现在，是因为它最符合人体的需要。如果不按照这一作息节律生活，人的身体就很容易感到不适，也很容易影响正常的生活。

由于白天过于忙碌，没有时间休息，也没有时间娱乐，一些人便将主要的娱乐时间设定在了睡前，看电视、玩手机、打游戏……他们认为看得困了，或者玩得累了可以直接睡去，却没有意识到电视、手机、电脑这些物品恰好是影响睡眠的原因。

因为人在对着电子产品时，会将全部的精力集中在屏幕上，导致交感神经过度兴奋，这样很容易让人睡不着。而且，电视和网络上的信息具有复合性，能够同时从视觉和听觉两方面对人进行刺激，让即将处于休息状态的大脑不得不为了处理这些信息再度活跃起来，导致睡意全失。

在解释社会环境对睡眠的影响时，滋贺县的县知事嘉田由纪子女士的经历是一个很好的例子。

嘉田由纪子是一位无论何时都能保证精力充沛的女知事，她在上大学时就特别喜欢非洲，并多次前往非洲进行实地工作。工作后，她仍然每年以志愿者的身份去一次非洲，并且每一次从非洲回国后，她的精力都会变得特别好。

虽然在非洲居住的地方或许没有家里舒适，但是在这里，没有大城市的烦琐和复杂，没有高强度的精神压力，也不需要过于紧张。在安静的环境中，静静地躺下，慢慢地睡去，这样的睡眠过程无疑最适合身体的需要。而且睡前不会受声音、光照、大量信息的刺激，作息时间也刚好顺应了"日出而作，日落而息"的原始生活规律，这对于身体来说也是一次调整。

宫崎总一郎说，每天夜里 12 点之前入睡是对身体最好的，志愿者们在非洲时，每天的睡眠时间也刚好是在夜里 12 点前，所以身体的生理机能能恢复得很好。而且自然的生活节律每天重复一次，重复得多了，就会形成晚上早睡，早上早醒的习惯。这种习惯对身体很有好处。所以不仅嘉田由纪子女士，其他志愿者每次从非洲回国后，精力也都会特别充沛。

理查德·怀斯曼的两个睡眠小测试

在如何解决睡眠问题这件事上，英国睡眠心理学家理查德·怀斯曼希望人们在寻找解决睡眠问题的方法之前，能够先对自身的睡眠状态、习惯等有一个初步的了解。于是，他为人们挑选了一些小测试，这些测试有的比较好玩，有些比较严肃，却都有个共同点，就是能利用很少的时间找到一些能影响睡眠的关键性原因。

测试你的睡眠质量与数量

很多人并不能意识到自己存在睡眠问题，也不知道自己已经处于睡眠不足的状态。下面的问卷可以帮助大家早些发现是否存在睡眠不足的问题。

请在每一题下面选出最符合自己情况的一项。

测试问题	测试选项	测试结果
1.你是否能够掌控自己的睡眠？比如，当你希望自己在某一时间醒来时，是否能如愿轻松醒来	A.绝对不能	1分
	B.不能	2分
	C.不确定	3分
	D.可以	4分
	E.绝对可以	5分

2. 你会不会在白天开车、开会或者与人聊天的时候感到困倦	A. 绝对会	1分
	B. 会	2分
	C. 不确定	3分
	D. 不会	4分
	E. 绝对不会	5分
3. 你会不会经常在夜里醒来	A. 绝对会	1分
	B. 会	2分
	C. 不确定	3分
	D. 不会	4分
	E. 绝对不会	5分
4. 如果你在半夜醒来, 想要再次入睡, 是否会感到非常困难	A. 绝对会	1分
	B. 会	2分
	C. 不确定	3分
	D. 不会	4分
	E. 绝对不会	5分
5. 你是否会经常做一些让你感到心情愉快的梦	A. 绝对会	1分
	B. 会	2分
	C. 不确定	3分
	D. 不会	4分
	E. 绝对不会	5分
6. 你认为你的睡眠质量如何	A. 非常糟糕	1分
	B. 糟糕	2分
	C. 不确定	3分
	D. 好	4分
	E. 非常好	5分

7. 你早上起床时的感觉如何	A. 非常困倦	1 分
	B. 困倦	2 分
	C. 不确定	3 分
	D. 精神	4 分
	E. 非常精神	5 分

答案解析

得分在 17 分及以下：你的睡眠质量不好。

得分在 18~26 分之间：你的睡眠质量一般。

得分在 27 分及以上：你的睡眠质量非常好。

理查德·怀斯曼邀请 3000 人参与了该问卷调查，结果表明，其中 20% 的人都属于睡眠质量不好的；70% 的人睡眠质量一般；只有 10% 的人睡眠质量非常好，这些人不但能够轻松控制自己的睡与醒，在睡醒后感到神清气爽，并且能时常做美梦。而且和睡眠质量一般的人相比，这部分人的快乐指数高出 25%，压力指数低出 40%，做事成功的概率高出 30%。

你属于哪一类打鼾者？

在德国，人们将打鼾称为"温蒂尼的诅咒"。传说水神温蒂尼发现自己的丈夫怀抱着其他女人睡在马厩里，便对丈夫下了"只有清醒时才能呼吸，一旦睡着呼吸就会被夺走"的诅咒。

"温蒂尼的诅咒"其实就是现在医学上所说的"呼吸暂停睡眠综合征"。这种综合征产生的原因是睡眠期间呼吸道受到阻塞。更多时候，这种症状会以打鼾的形式出现，然而因为症状较轻，对患者的睡眠不会产生很大影响，所以很少有患者能够意识到，通常都是患者的室友或伴侣最先发现的。

如果你不确定自己是否在睡着时打鼾，或者知道自己打鼾却不知道如何解决，可以进行以下的测试：

（1）首先，闭上嘴巴。用一只手指轻轻按住左侧鼻孔，直到它无法呼吸后，用右侧的鼻孔做深呼吸。这期间，嘴巴要一直保持闭合。然后将被测试的鼻孔换为右侧鼻孔，重复这个测试。最后，同时用两侧的鼻孔进行深呼吸，嘴巴仍然要保持闭合。做这一套动作的过程中，你有没有觉得鼻孔是堵塞的，并且感到呼吸困难？

（2）张开嘴巴试着发出打鼾的声音。然后闭上嘴巴，试着发出同样的声音。嘴巴闭合后，你能发出同样的声音吗？

（3）如果你能在嘴巴闭合时发出打鼾的声音，请将舌头微微伸出并轻轻咬住。确保你的嘴唇将舌头的两边都封住之后，再次尝试发出打鼾声。听一下，这次的打鼾声是否变轻了？

💗 答案解析

第一题回答"是"：说明你有鼻塞的问题。

如果只有一侧的鼻孔堵塞，有可能是鼻中隔偏曲或鼻息肉等内部结构问题，可以通过鼻贴进行改善。

如果两侧鼻孔都堵塞（在没有感冒的情况下），并且只在夜间发生堵塞，可能是对寝具过敏。建议定期用至少60℃的水清洗寝具，每月至少将棉被和枕头装入袋子放进冰箱冷冻24小时。

第二题回答"否"：说明你在睡眠时嘴巴可能是张开的。

导致这种情况的原因可能是你的下颌骨出现问题，无法令你在睡眠中闭紧嘴巴。

第三题回答"是"：说明你可能是因为舌头振动而打鼾。

对于这种情况，理查德·怀斯曼建议去医院检查是否存在下牙齿在上牙齿后方的情况。如果确实如此，可以用一个"下颌前称装置"纠正咬合方式，同时增加喉咙内部的空间。

如果同时存在两种或以上的情况，解决的方式也会更复杂。理查德·怀斯曼建议打鼾的人尽量避免仰头睡觉，最好在睡觉时保持头部和身体之间呈 30° 角。另外，侧卧也可以缓解打鼾。

查里斯·艾德茨考斯基：如何校准你的生物钟？

英国睡眠测试与咨询服务机构主任查里斯·艾德茨考斯基说，生物钟是人体内的计时员，由大约1万个神经细胞组成。这些神经细胞位于大脑深处，靠近控制睡眠和控制清醒的某些主要区域。是生物钟和它在大脑中与视觉神经毗邻的位置决定了我们的睡眠与日出月落的周期同步。

生物钟正常时，大多数人会以24小时的生理节奏生活，但这并不是绝对的。有些人的生物钟慢于太阳运转的节奏，每天入睡的时间会相对晚一点，这类人被称作"猫头鹰型人（夜型人）"；有些人的生物钟快于太阳运转的节奏，每天醒来的时间会相对早一些，这类人被称作"百灵鸟型人（晨型人）"。一般人的生物钟都会或多或少有一些倾向，所以"猫头鹰型人"和"百灵鸟型人"都是正常的，但如果倾向过于明显，就需要注意是否发生了生物钟紊乱。主要的三种紊乱包括生物钟延迟、生物钟超前或非24小时寤寐周期综合征。

生物钟延迟大多出现在年轻人身上，这类人到了夜间仍会精神振奋，很晚才能睡着，而一旦入睡，就要睡到第二天中午才能醒来。一些年轻人因为夜间睡不着于是开始饮酒，想要借助酒精的力量让自己快些感到困倦，快些入睡；或者因为早起后总没有精神，于是用抽烟、喝咖啡的方式来让自己清醒。这些方式虽然看似暂时起到了效果，但其实都只是假象。酒精对于睡眠没有任何好处，并且与咖啡因和尼古丁一样，会令人产生依赖性，对健康造成伤害。

生物钟超前主要出现在老年人身上，表现为他们晚上6点至8点便进入了睡眠，凌晨3点便结束。之所以出现这样的症状，是因为老年人的体内运作机制有所加快。另外，闲暇时间的增加，社会活动的减少，晚餐和晚睡提前的习惯也是导致老年人生物钟变短的原因。这样的睡眠会让人在白天非常疲惫。

非24小时寤寐周期综合征体现为生物钟运行持续缓慢，一段时间内与其他人一致，另一段时间内又与他人不一致。这种症状的产生与长时间昼夜颠倒有关，比如由于工作需要必须倒班，或者上夜班，或者工作时间不固定，有时需要在睡觉的时间工作等。患有这种综合征的人白天很容易没精神，情绪不安，注意力不集中，出现肠胃不适等。严重时还会患上抑郁症。

查里斯·艾德茨考斯基建议生物钟延迟和超前的人，想要调整生物钟，首先要有一个始终如一的作息表，每天都按照规定的时间起床和睡觉，哪怕是在周末，也要严格遵守起床和入睡的时间。

其次，他建议利用光线来调整生物钟的延迟和超前。在医疗机构中，有一种高照度光疗法，这种疗法是让患者在早上接受2500勒克斯以上的光照射约1小时，以唤醒患者体内的生物钟。如果是在晚上进行这一治疗，也能够让患者的睡意消失，延长清醒的时间。所以，延迟型的人可以在早上多晒太阳，令生物钟提前一些；超前型的人则需要尽量避免光线的照射，早上最好戴上墨镜，不要让太多阳光直接刺激到视神经，为了保证精力充沛，可以在下午的时候晒两个小时的太阳。

此外，查里斯·艾德茨考斯基还建议因为轮班而导致生物钟紊乱的人，在睡觉时要确保卧室的窗帘密不透光，如果有必要的话，还可以尝试将窗帘钉在墙上，避免光线从窗帘和窗框的缝隙中照进来。门和门框也要非常严密，以便一关门就能将光线隔绝在卧室外面。

在一些国家，医生也会采用让患者服用褪黑素的方式来调节生物钟，这种疗法被称为褪黑素疗法。褪黑素主要是由哺乳动物和人类的松果体产生的一种胺类激素，有些人认为它是控制生物钟的关键物质，但也有研究表明，服用了褪黑素的被测试者并没有在睡眠模式、恢复体力的程度、精神状况等方面出现任何变化。在一项由英国国防部赞助的试验中，研究人员甚至发现褪黑素不仅不能治疗失眠，还会影响人体的自然节奏，造成"睡眠断续现象"。

在治疗生物钟相关的问题时，查里斯·艾德茨考斯基认为，通过物理方式对生物钟进行调节是最佳办法。这样既容易起到良好的效果，也不容易对人体产生伤害。

6.

雷切尔·曼博：把床变成睡觉暗示

床原本只是用于睡觉的地方，然而如今的很多人却习惯将床作为一个多功能场所，在上面玩手机、看电视、办公、打游戏、学习等。事实上，这样的习惯也是导致越来越多人上床之后睡不着的重要原因。如果连续几个夜晚一上床就会感到清醒，睡不着，那么就要审视一下自己的日常习惯，检视自己是否正在削弱床与睡觉之间的联系。

美国斯坦福睡眠科学与医学中心失眠与行为睡眠医疗项目主任雷切尔·曼博建议大家，在床上时：

（1）不小睡；

（2）不在床上做可能令自己清醒的事；

（3）非常想睡时再上床；

（4）睡不着的时候就离开床；

（5）心静不下来的时候离开床；

（6）每天在同一时间起床。

很多人认为白天的小睡能够补充体力和精力，但是曼博却并不赞成这种做法。他说，想要睡得好，需要将睡眠只与一个固定地点联系起来，这个固定地点就是床。

曼博建议，为了一看到床就有强烈的睡意，就必须杜绝在床上做任何可能令自己清醒的事，比如玩手机、打游戏等。有的人反驳这一建议，理由是当他们看书、打电话、看电视时会感到放松，这样有助于入睡。但是曼博指出，这或许只是他们的一种错觉。如果他们在做这些的时候会放松，而一关掉床头灯，停止做这些事，就会立刻变得警醒，那就说明这些习惯也是应当戒除的。

躺在床上等待睡眠的降临并不是一个好办法。曼博指出，如果夜晚降临，却仍然没有睡意，就不要急着上床，应当在真正感到困时再上床。

要判断自己是否真的困了，要看躺在床上 15 分钟之后是否感觉到困意。如果 15 分钟后仍然很清醒，说明并不是真的想睡，这时就应当起来，做一些不会令神经过度兴奋的运动，或者不会令专注力过分集中的事。要知道，此时做任何事都会比继续躺在床上舒服。曼博说，如果睡不着，可以去另一个房间里看看电视，或者听听音乐。只要是一些能够起到适当放松作用的活动都可以。在起床时，如果房间里比较黑，不要立刻下床，而是要先确定周围的环境是否安全。老年人和患有高血压或低血压的人不要起床过快，以免头晕。

同样，当心里不得安宁时，最好的选择也是马上起床。否则，这种焦虑不安会渐渐与床产生联系，让人在之后的日子里一躺到床上，便会想到这种紧张不安的情绪，进而影响睡眠。一般来说，此时离开床走出卧室，烦躁就会自然消失。如果心烦的情绪一直无法消失，就需要其他的方法来消除它们，比如给自己一段"专心烦恼"的时间。

虽然很多人提倡，心烦时不要刻意去想它，要做些不相关的事情，分散一下注意力。但是曼博却认为，如果心中有令自己烦恼的事情，可以在晚上稍早一会儿，留出 20~30 分钟的时间，进行一次烦恼的梳理。具体方法为：找到一张白纸，在正中间的位置画一条线，然后分别在两侧的最上方标明"烦恼/关切的事"和"下一步/解决方法"。

之后，便可以将令自己烦恼的事情列在左边，然后将解决的办法列在右边。

当我们在仔细思考如何解决左侧问题的时候，我们的大脑会变得非常专注，会屏蔽掉许多无用和杂乱的信息。如果我们烦恼的事情非常复杂，需要分成多个步骤解决，那么我们就会进一步去思考解决办法。如果这些问题过于复杂，一时间无法找到解决的方案，我们还需要从不同的角度对问题进行分析，直到找出最恰当的解决方案。此时我们的头脑会轻松很多，也就更容易入睡了。

如果这样做之后还是感到烦恼，不妨写一写烦恼笔记吧。曼博说，在睡前将烦恼的事情都写下来，可以帮助我们更好地放下烦恼。在写的时候，要尽量诚实，不要给自己设限，比如不要一边写一边责备自己为了这种事情而烦恼实在太傻，或者干脆因为觉得很丢脸而不写下来。如果担心写下的内容会被其他人看到，可以每次写完都将纸撕碎扔掉，这样在写的时候就会更加坦诚，更敢将细节写出，也更容易发现问题的本质。

为了让身体知道躺在床上时就应该入睡，曼博博士建议我们也要在固定的时间起床，而不是想躺多久就躺多久。原理和目的都与不在床上等待睡意相同，即增强睡眠与床之间的联系性。如果某一天赖床的时间过长，超过了平时应该起床的时间，我们的生物钟就会受到负面影响，同时破坏"只在每天固定时间上床睡觉"的想法。

曼博说，如果能够坚持做到上面的6个原则，并结合适当的技巧，床就会成为唯一与睡眠相关的地点，躺在床上很久无法入睡的症状也会渐渐消除。也许在刚开始的时候，会因为不适应而难以安睡，但是只要过了这个适应期，一切就都会好起来了。

杰森·吴：学会与失眠共处

失眠容易让人感到烦躁，芝加哥拉什大学医学中心行为睡眠医学主任杰森·吴提出了一种"以正念对待失眠"的疗法。简单来说，就是学会与失眠共处，接受失眠。在教失眠患者如何应对失眠时，杰森·吴向他们推荐伊斯兰教苏菲派诗人鲁米所写的诗——《客栈》：

人生好比客栈

每个早晨都有新的客人

喜悦、沮丧、卑劣、一瞬间的觉悟

都是意外的访客来临

欢迎并热情招待每一位客人

即使他们是一群悲伤之徒

恣意破坏你的房屋

搬空所有家具

仍然要待之以礼

因为他们可能会带来全新的喜悦

涤净你心灵里

灰暗念头，羞耻或恶念

在门口笑脸相迎

邀请他们进来

> 无论谁来，都要心存感激
> 因为每一位客人
> 都是由上天赐给我们的向导

在这首诗中，诗人将人生比作一间需要经常迎接不同客人的客栈，这些客人中，有欢乐的也有沮丧的，还有一些不速之客。然而，无论客人如何，客栈都需要欢迎和招待他们。无论客人如何对待客栈，即使他们会将客栈洗劫一空，客栈仍然要对他们温柔以待。在诗的最后，诗人点明了主旨，他希望人们对每一位光临客栈的客人心存感激，因为他们"都是由上天赐给我们的向导"。对于失眠，杰森·吴所倡导的也是这样的观点，他希望失眠患者都能够坦然地接受失眠的症状，接受因失眠产生的快乐、兴奋，也接受其中的焦虑、紧张、挫折。就像接待那些突然出现在生命中的访客一样，即使他们的出现并不在意料之中，也不在期望之内，也要坦然地接受他们。

许多患者在初听这一建议时，感到难以理解，因为对他们来说，当家门口出现不速之客时，希望他们离开才是最自然的反应，怎么可能坦然、淡定地接受他们？同样，他们也没办法用这种平和的心态去对待那些导致失眠和由失眠导致的情绪。但在杰森·吴看来，当他们已经来了，而且你几乎无法控制他们的离开时，除了接受，并没有更好的办法。如果你一再试图控制你无法掌控的事，那么你越努力，越会感到烦躁，这种烦躁既来自不速之客的存在，也来自你对自己无能为力的失望和不甘。就像很多恋人在分手后，明知自己和对方已经无法再走到一起，却仍然放不下，并为此纠结痛苦。

当我们因为烦恼、焦虑、兴奋等而导致失眠时，如果一直将注意力集中在这些情绪上，试图压制它们，将它们阻挡在门外，这些情绪就会对我们一直产生作用。如果我们能够把它们当成客人，邀请它们进入我们的"客栈"，那么我们的内心反而更容易平静下来，然后渐渐为真正期待的客人——睡眠，敞开大门。

这也好比玩一个叫作"手指陷阱"的游戏时，越是急于将手指抽出，手越会被卡得紧，而当我们将手指向内推时，却能轻松将手指抽出。杰森·吴的这种方法也利用了"反其道而行"的原理，推不走的东西，索性就让自己接受。在佛教中，这种接受某种物质、与其成为一体，然后再对其进行观察、分析和理解的方法被称为"正念"。

杰森·吴在正念的基础上，研发出了创新失眠疗法。在他的失眠疗法中，人们应当正念一切情绪，让自己活在当下，顺其自然，这样就可以从根本上减轻情绪上的焦虑。同时，正念需要投入很大的能量和专注力，可以避免我们将过多的精力放在一些原本并不重要，却对我们产生困扰的事情上。

如果因为脑中有太多的担忧而无法入睡，可以采用正念的方法，告诉自己，担心的事情并不一定会发生，然后把注意力放在当下，正视自己的处境，让自己明白此时周边的处境是安全的。然后，集中精力对身边的一切进行感知，比如身体与床贴在一起，身体的每一寸肌肉都在放松，身上的温度是温暖的。对于睡眠而言，身体正在发生着的事远比还未发生，甚至不确定是否会发生的事要重要得多。

如果用杰森·吴的正念方法，告诉自己："是的，我很累，但没关系。我不会因为感到疲惫而无法正常生活和工作，我不能控制它，但我可以控制自己去做我想要做的事。"一边这样想，一边在工作中抽出时间进行短暂的休息，比如做完一阶段的工作后，闭上眼睛按摩眼周围的肌肉；或者眺望一下远方，缓解一下眼睛的疲劳；或者在准备上厕所时，起身做一下伸展运动，然后健步走出办公室。那么这一天就不会过得非常痛苦。即使身体是疲惫的，但内心却不会感受到过多的负担。

正念的养成需要经过训练，在训练的过程中，耐心最为重要。在训练正念的开始阶段，人们会很难将注意力集中在一件事或一点上，并因此产生挫败感。如果没有足够的耐心，过于急躁，一遇到困难就产生退缩的念头，训练就无法继续进行下去。训练的时间或许会比较漫长、枯燥，不由得思绪四处游荡或被其他有趣的事情吸引，一旦发现自己出现这种情况，要及时调整，而不是责备。不要把心思放在已经发生过的事情上，也不要过于在乎已犯下的错误，专注于正在发生的事，这样正念就慢慢被牵回到正轨中了。

进行过正念训练后，再遇到睡不着的情况，就能够用平和的心态去面对，或者静静地感受自身的每一寸肌肤，感受自己的呼吸，感受血液的流动；或者专心去做一件事，让自己在做这件事的同时渐渐平复自己的内心，去除杂念和忧虑。心静之后，身体也就自然而然放松，睡意也会自然而然降临了。

第七章

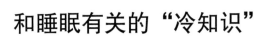

和睡眠有关的"冷知识"

睡眠不足真的"补一觉就好"吗?

有人将睡眠比作特殊的银行——"每日须存入,但不能累积;能透支,但是马上开始计息;太多欠款对生命有危险。"这个比喻很贴切。它生动且形象地向我们说明了睡眠的特点——人每天都要睡觉,但不能睡太久。一旦睡够了,多余的睡眠也无法储存。偶尔睡眠不足,不会立刻感到难受。如果这种情况持续一段时间,人的身体便会出现问题,最严重的时候甚至会危及生命。

虽然到目前为止还没有研究可以证明缺少睡眠能致命,但可以确定的是,长期缺少睡眠,人的身体机能,比如免疫力会下降,诱发各种疾病,特别是心脑血管类的疾病。对本来就患有这方面疾病的人来说,长期缺少睡眠会加速病情的恶化,让病情演变为心梗、脑出血等。

1999 年,芝加哥大学的睡眠专家以小白鼠为对象进行了一项有关睡眠的实验。他们将小白鼠放在一个十分吵闹的环境中,同时对小白鼠的脑电波进行监测,以确认小白鼠是睡着还是醒着。一旦脑电波显示小白鼠快要睡着了,他们就会播放音乐,让它从昏睡的状态中醒过来。科学家不断对小白鼠的睡眠进行干扰。两周后,小白鼠突发代谢亢进症死了。

虽然最终小白鼠并不是因为缺少睡眠而死,但小白鼠死亡的重要因素——代谢亢进症状——却是由于缺乏睡眠而引起的,所以可以认为长期缺少睡眠能间接导致生物的死亡。

　　所以，即使是因为缺少睡眠而产生困倦，并长期如此，或者伴随一些其他的症状，如头晕、头痛、胃痛、呼吸不畅等，也要多加小心，最好去医院诊断，以免耽误了最佳治疗时机。

2.

我们的睡眠与性别和年龄有关

美国睡眠医学学会曾挑选了157位身体健康的人作为研究对象，通过测量核心体温和褪黑素的水平来确定他们的昼夜周期长度，最后按照性别将这些长度进行比较。结果显示，在这157位受测者中，男性平均昼夜周期比女性长6分钟。这表明，男性更倾向于晚睡晚醒，而女性更倾向于早睡早醒。而且，在忍受缺觉带来的负面影响这一方面，女性的忍受力要强于男性，恢复能力要高于男性。

既然女性在经历睡眠不足后更容易恢复，为什么还有很多女性感觉自己的睡眠质量很差，总是休息不好呢？有研究表明，女性睡眠时受到影响的可能性要高于男性，女性失眠的可能性也比男性高50%左右。从客观角度去看，这主要与女性的生理特征有关，其中起到关键作用的，就是女性激素。控制着女性性周期的卵泡激素（雌激素）和黄体激素（黄体酮）会对睡眠中枢产生巨大的作用，从而对女性的睡眠产生巨大的影响。

从开始排卵到月经期的这段时间里，黄体酮的分泌会增加，令身体内部体温一直保持在较高的温度，睡眠质量自然也就不佳。即使睡眠时间和平时一样长，深度睡眠所占的比例也会减少。而且，日间黄体酮的浓度过高也会令人出现嗜睡的现象，引发头痛、烦躁、浑身不自在等症状。所以，很多女性在月经期前会有睡不踏实的情况，一旦月经开始，这些症状就会不治而愈。

　　日本睡眠专家内山真说，女性一生中女性激素分泌处于最高峰的阶段是 20~39 岁之间，过了 40 岁，女性激素的分泌就会减少，月经减少，最后绝经，进入更年期。更年期最早在 45 岁开始，最晚不超过 55 岁。进入更年期的女性由于女性激素大量减少，身体不适的症状会更加严重，并且多种多样，其中的一个症状就是夜晚难以入睡。即使能够睡着，因更年期而产生的症状，比如浑身燥热、出虚汗等，也会使睡眠质量变得更糟糕。

　　正常情况下，因更年期出现的失眠不需要治疗，只要更年期结束，睡眠就会有所好转。然而，由于睡眠质量不好与身体的不适会相互发生作用，形成恶性循环，导致更年期的女性越来越难以安睡，甚至出现习惯性的失眠，所以如果失眠的情况严重，还是应当去医院接受治疗，服用一些缓解更年期症状的药物，或在医生的指导下服用安眠药。

　　除了生理因素，许多生活因素也在影响着女性的睡眠。很多女性表示，她们在哺乳期时没有睡过一个好觉，这是因为婴儿的睡眠时间并不固定，并且有非常明显的间断性。美国学者克莱特曼记录下了婴儿从出生到 26 周之间的所有睡眠时间，发现婴儿在前 8 周里的睡眠与清醒没有明确的分界线，也没有任何规律；在第 9 周到第 15 周之间，婴儿每段的清醒时间和睡眠时间渐渐持续得长了一些，但仍然比较零碎，睡眠和清醒的周期为 25 小时；第 16 周开始，婴儿的睡眠时间才开始有了规律，并渐渐趋向于 24 小时周期。

　　初生婴儿对母乳的需求非常大，他们几乎一醒便要吃奶。为了满足婴儿的需要，母亲们只得放弃自己原有的作息时间——甚至在半夜起来哺乳。对于自己带孩子的女性来说，睡眠更是一种奢侈，只要孩子一哭，她们便要起身查看，然后根据孩子的需求给他们哺乳、换尿布等。

在日本，许多女性结婚后便不再出去工作，专心照顾孩子和丈夫，这样的生活使她们与外界接触的机会大大减少，并使她们缺少运动和阳光的照射，导致需要在阳光刺激下分泌的褪黑素分泌过少，睡眠的时间和质量都受到了影响。而且，家庭主妇的作息时间需要以家中其他成员为主，有些主妇每天都需要早起给孩子和丈夫做早餐，等到白天精力不足时再找个时间小睡。这种习惯也是影响睡眠的一个因素。

前文中我们提到了婴儿的睡眠是碎片化的，直到 16 周时才会逐渐开始有规律。事实上，人只有到了 3 岁或 4 岁时，才会开始拥有相对稳定、有规律的睡眠。这一阶段的孩子处于快速生长期，只有充足的睡眠才能为他们提供足量的生长激素。所以，他们每天都需要睡 12 个小时左右，并且睡眠质量都很好——前半夜会睡得特别熟。

12 岁至 18 岁是人们常说的青春期，处于这一阶段的孩子会称自己对睡眠的需求有所减少，但他们的身体却仍然需要保证每天 7.5~8 小时的睡眠。等到成年后，对睡眠的需求才会真正减少。内山真说，20 岁左右的健康人每天只需要睡 7 小时，40 岁之后每天只需要 6.5 小时，等到 60 岁左右时，需要的睡眠时间就只有 6 小时了。

年轻时日间活动量大，需要休息的时间自然也就多，对睡眠的需要也会比较多。等到年纪大了，日间活动量渐渐减少，需要休息的时间也就减少了。所以老年人在发现自己睡眠时间没有以前久，容易早睡早醒时，并不需要特别担忧。如果强迫自己多睡，反而会对身体产生不利的影响。除非少睡的情况特别明显，或者因为缺少睡眠而感到身体不适时，才需要去咨询医生的意见。

　　虽然老年人每天早起早睡很正常，但需要注意的是，如果每天早起后一直处于迷迷糊糊的状态，就需要去医院检查，是否患上了睡眠障碍，或是否患有神经系统的疾病。另外，老年人还需要留意睡眠过程中的情况。据统计，60岁以上的男性出现快速眼动期睡眠行为障碍的概率占高龄人口的0.5%，这种障碍表现为半夜大声喊叫，对睡在一旁的人拳脚相加，跌倒导致骨折，捶打自己的脸部或手腕等，然而当他们清醒后，却完全不记得自己在梦中做了哪些事情。长此以往，容易发展为路易体痴呆等精神疾病，所以必须接受专业治疗。

3.

怕冷的人如何安睡

　　体温和睡眠关系密切，如果睡前先使体温上升，然后再让体温自然下降，人就会比较容易入睡，并且容易睡得安稳。然而生活中，有些人十分怕冷，深层体温总是难以下降，特别是在准备入睡时，往往会因为感到寒冷而长时间无法入睡，或者睡着后也觉得疲劳。如果睡着了也消除不了疲劳，早上难以清醒，半夜要上好几次厕所，就可能是身体畏寒所致。想要判断自己是否属于体寒性质，可以将热水袋放在腹部或大腿上，如果感觉很舒服，就可以确定身体已经着凉了。如果耳朵摸起来有些发硬，也是身体发冷的预兆。

　　如何让怕冷的人睡得好呢？日本一些医学专家提出，可以通过饮食、沐浴、运动等方面来调节。

　　提到温暖身体的食物，姜无疑是最佳选择。我们都知道，受凉之后喝一大碗姜汤可以预防感冒，中医里也经常建议体寒的人，平时在炒菜或煮汤时加一些姜丝或姜片来驱寒，也可以买一些糖姜、蜜姜、五味姜等作为日常零食。日本一些医学人士建议，如果觉得烹饪不太方便，可以在平日里自制姜茶饮用，方法很简单：用热水泡一杯200毫升左右的红茶，然后将一小勺姜末与一大勺蜂蜜加入红茶中，搅拌均匀，饮用即可。

　　晚餐可以摄取一些含有辣椒素的食物，这样有助于提升体温。日本一项有关"晚餐中摄取1000毫克的锭状辣椒素"的实验结果显示，适量摄入辣椒素可使人的体温上升，并在体温上升 2 小时后下降 0.6°C。但摄入辣椒素过多，会对胃黏膜产生强烈的刺激，导致肠胃失调。所以如果想要通过这种方式调节体温，最需要注意的就是适量。

在日本，很多人会在冬日的晚上吃火锅，如什锦火锅、豆腐锅、海鲜锅等。这也是一种能够让身体变暖的方法。在制作海鲜锅时，他们会放入许多含有甘氨酸的食材，比如虾、牡蛎、扇贝等。这样既可以在短时间内提升体温，又有利于入睡时降低深层体温。

人们常说睡前用热水烫一烫脚对身体好，这样做的原理是热水可以促进血液循环，血液循环通畅了，交感神经增强，双腿和双脚都不会再感到冰冷。在日本，人们不但会采用足浴，还会采用手浴来提升体温，因为手上也分布着许多神经，被称为人的"第二大脑"。进行手浴，不但能够温暖身体，还能够缓解大脑紧张。同时，因为手离心脏很近，温暖手部后，变暖的血液可以很快流进心脏，快速温暖全身。

手浴操作起来非常方便，只要在洗脸台上放入 43°C 左右的热水，水的高度应能够超过手腕，然后将双手放入洗脸台即可。放入时，将手掌紧贴着洗脸台底部，然后伸直手臂，让身体重心往后。然后再将手掌翻过来，将手背贴着洗脸台底部，同时身体重心后移。整个过程持续 10 分钟左右，便可将双手取出。

如果条件允许的话，睡前用温水泡澡 15 分钟效果会更好，这样不但能够促进血液循环，还可以提升表层体温。泡热水澡对水温的要求因季节而异，在夏天，水温应控制在 38~40°C 之内，在冬天，水温应控制在 39~41°C 之内。如果担心水太快变凉，可以在水中加一些沐浴剂，这样可以提高保温效果。因为体温升高时人会无法马上入睡，只有在体温下降时才是入睡的最佳时机，所以想要熟睡，可以在睡前 30 分 ~3 小时前泡澡。

在日本，有一种"HSP 泡澡法"非常流行。HSP 的中文名称是"热休克蛋白"，它是一种保护性蛋白，可提高细胞的应激能力，特别是耐热能力，在受到高温等恶劣环境袭击时，这种蛋白会大量合成，从而帮助每个细胞维持正常的生理活动，阻止影响细胞健康的蛋白质相互作用。人在泡澡时，身体会受到一定的热压力，但这种热压力不但不会让细胞死亡，反而能够增加体内的 HSP，从而能够让人体免疫力提升，令人不容易疲劳，并会改善体温过低等症状。

HSP 泡澡法的重点在于让体温上升至 38° C，太高或太低都不妥。所以泡澡时要在舌下含一枚体温计，当体温慢慢达到 38° C 时，便说明可以停止了。水温的要求为 42° C，泡澡的时间应控制在 10~20 分钟。为了避免身体脱水，在泡澡时要准备一杯温水，以便随时补充水分。切记不要准备冷水，以免喝下后降低深层体温，让刚刚温热的身体再度变冷。

在结束 HSP 泡澡后，为了保持体温，让身体继续发汗，要在出浴后立刻擦干身体，穿上浴袍及袜子，将全身包裹严实，这样维持 15 分钟以上。发汗过后，用干浴巾擦干身体，换上干净的睡衣，再钻入被子里睡觉。

HSP 泡澡法对体寒的人十分有效，但在实施的时候应量力而行，因为这种泡澡法会消耗大量的体力，如果有头晕、无力等症状，第一次尝试时不宜操之过急，也不宜过久。如果是体寒的人，可以尝试连续 10 天，每天进行一次，这样身体的体温就可以调至正常。通常情况下，HSP 会在泡澡后的隔天开始增加，2 天后达到最大值，所以我们也不需要过于频繁地进行这种泡澡法，一周进行两次即可。

除此之外，蒸桑拿也是一种很好的方法。很多人喜欢用蒸桑拿这种方式进行放松，特别是春天到秋天期间，有的人每星期都要进行两到三次。蒸桑拿有专门的房间，第一次进桑拿室时，为了避免身体不适应，要先坐在位置较低的地方15分钟，接着在位置高一些的地方坐10分钟左右即可。人在桑拿室时，血管会扩张，血液循环会加速，能够让人体快速产生热量。

离开桑拿室后，不能直接进入冷水池，需要先用比温水温度稍高一些的热水慢慢冲洗全身，冲洗的顺序为双脚、下半身、手臂、肩膀，最后才是心脏四周周围。然后再以同样的顺序用冷水冲洗身体，从而将身体的热气消除。冲洗完成后，才能进入冷水池。在进入冷水池时要慢一些，让身体得到舒缓。最后，做一些轻松的伸展操，就可以让身体感到很轻松。

另外，也可以通过运动来提高睡前体温。

在日本，流行一种叫作"超慢跑"的睡前运动。超慢跑就是以特别慢的速度（3~5千米/时）跑步，跑时肩膀放松，轻轻摆动双手，用前脚掌着地，每一步长约10厘米。这种运动不会令人感到辛苦，即使是体力特别差的人也能轻松进行。虽然它的速度比快走还要慢，消耗的热量却是正常走路的2倍。如果能够在睡前2小时进行这种超慢跑，就可以提高体温，然后一夜好眠。如果每天"超慢跑"30分钟以上，睡眠就会得到有效改善。

由于快节奏的生活让日本人很少能抽出整段的时间进行运动，于是，有人整合了碎片化的时间，发明了一种运动，即采用单脚站立的方式，在等车、等信号灯时顺便运动一下。这种运动同样能够保持身体温暖，同时训练肌肉，让又冷又硬的肌肉变柔软。因为单脚站立时所承受的负担要比双脚站立时多出2.75倍，双脚交替进行3次，每次持续1分钟，就能达到走53分钟的运动量。

4.

睡姿不对，起来重睡

人的睡姿是多种多样的。身体语言专家罗伯特·菲利普认为，可以通过一个人的睡姿判断出这个人的性格。他通过对人群的观察，将观察到的睡姿分为四种：胎儿型、树干型、向往型和自由落体型。

胎儿型睡姿是指入睡时身体侧卧，曲起双膝、蜷曲着身体入睡。这种姿势就像在母亲腹内一样，能给人安全感。菲利普与这类睡姿的人交谈后发现，这些人平时都感觉压力很大，经常焦虑。他认为，身体蜷缩的程度越大，说明内心的压力越大，焦虑越重。

树干型睡姿是指入睡时身体挺直地躺在床上，双手放在身体两侧，像一棵树一样。菲利普与这类睡姿的人交谈后，发现这些人在性格上都比较固执，坚持自己的主意，不愿意听别人的意见。他认为，采用这种睡姿越久，思想越容易僵化，也越容易在遇到问题时钻牛角尖，把自己困在一个圈子里走不出来。

向往型睡姿是指入睡时侧卧，双手由胸前向外伸展，看起来好像正在追求什么，或者正在被人追赶。菲利普问了采取这类睡姿的人一些问题，发现这些人几乎都是完美主义者，平时对自己要求非常严格，并且容不得一点瑕疵。他们对待问题比较积极，一睡醒就会投入到工作和生活中，勇敢迎接所有的挑战。

自由落体睡姿是指入睡时胸部和脸部朝着床，双手伸直放在身体两侧。采取这种睡姿的人大多是追求自由的人，他们不喜欢被约束，也不喜欢让自己变得大众化。然而这种睡姿并不能让他们得到充分的休息和放松，他们会在睡醒后感觉非常累，打不起精神。

这些睡姿中，以胎儿型睡姿入睡的人最普遍，大约占被观察总人数的50%；其次是树干型，占28%；15%的人采用了向往型睡姿；只有7%的人采用了自由落体型睡姿。

除了上面几种常见的睡姿外，精神病学家塞缪尔·邓克尔还发现了一些特别的睡姿：有的人在睡觉时会将两只脚踝交叉在一起，这样的人在生活中往往不擅长处理人际关系，会对与人相处这件事感到疲惫和烦恼；有的人睡觉时会呈火烈鸟的姿势，两臂交叠，一条腿的膝盖极力向身体弯曲，另一条腿自然放松，这样的人具有攻击性人格；有的人在睡觉时喜欢把双手枕在头下，然后两臂抬起，肘关节朝向天花板，这样的人平日里比较喜欢与人争辩。

如果不考虑性格因素，而是从身体健康的角度来看，哪一种睡姿对健康比较好呢？一个比较普遍的观点是向右侧睡，因为心脏长在左侧，如果向左侧睡，心脏的位置较低，容易受到较多压力，令心脏负荷加重。《美国心脏病学会杂志》于2003年公布的一项调查结果显示：有充血性心衰竭的实验者更倾向于避免向左侧卧睡。

事实上，入睡时身体朝向哪一侧，或者以怎样的姿势才最好，并没有一个严格统一的标准。而且大部分人在睡着时，会不自觉地不停变换姿势，所以不需要在睡姿上太过纠结。只要选择的睡姿让自己感到舒服就是恰当的睡姿。然而，有些情况是例外的，对于身体患有某种疾病的人来说，在选择睡姿前，还是需要先弄清楚四种基本睡姿的利弊，避免加重病情。

第一种是仰卧。这种睡姿的优点是能够让体内的脏器受力平衡；缺点是姿势比较僵硬，不能让身体和下肢得到充分放松，同时还会令腹腔内压力增高，使人感到胸闷。日本Biranger网站的一项研究表明，对于容易在睡眠中产生呼吸障碍的人来说，仰卧并不是一个好选择。腰痛的人也不建议仰卧而睡，否则不但影响睡眠，还可能加重腰痛情况。

第二种是俯卧。这种睡姿最为不妥，因为这样睡觉容易让肋骨和腹部受到过大的压力，导致呼吸不畅，同时加重心脏负荷。另外，俯卧对腰椎、颈椎和相应位置的肌肉也会造成一定的伤害，比如颈椎偏移、肌肉拉伤等。患有心脏病、高血压、脑血栓的人尤其不建议采用这样的睡姿。

第三种是左侧卧，同时身体微蜷。这种睡姿虽有利于身体放松，却会对心脏、胃肠都产生压迫，导致胃排空减慢。有心脏病、胃病、急性肝病、胆结石的人最好不要采取这样的姿势。

第四种是右侧卧，同时身体微蜷。这样睡时，心脏处于较高的位置，不会受到压迫，同时肝脏处于较低的位置，血液更容易流入，可以促进新陈代谢；对胃肠也有好处。但如果患有肺气肿，则不要采用这样的方式。

如果身体某一部位受了伤，在睡觉时可以根据实际情况调整姿势，比如稍稍抬高伤肢的位置、在受伤的腰下垫一个软垫等。千万不要压迫伤处，以免造成血液流通不畅，或者对伤处产生二次伤害。

对于孕期的女性来说，早期的睡姿可以随意一些，怎么舒服怎么来。等到了中期，也就是4~7个月时，就要完全采取左侧卧的睡姿。如果下体感到特别沉重，也可以适当改为仰卧，同时在腿下垫一个软垫或软枕。千万不要右侧卧睡觉，以免对子宫造成巨大压力，令胎儿缺氧。

练习：借助冥思和暗示进入深睡眠

　　冥思是一种在东方人中较为流行的放松方式，能够让人由内而外实现彻底的放松。通常一提到冥思，很多人最先想到的是瑜伽。在瑜伽中，冥思的作用是帮助练习瑜伽者心、意、灵完全合一，将精力完全专注于原始之初，超脱物质欲念，告别负面情绪，重新掌控生活。实际上，冥思也可以应用于生活中，帮助人们内心变得沉静，让身体的各部分也随之放松，放慢心率，减慢新陈代谢，缓解压力，修复身体。

　　很多人会失眠的原因是精神过于紧张，头脑中的杂思过多。而冥思的主要作用之一便是帮助人们消除这些杂思，让大脑放松。我们的放松能力越强，到我们入睡后，睡眠的质量就会越好。由此可见，如果我们掌握了冥思的技巧，在睡前进行一段时间的冥思，那么我们的睡眠质量就会得到提高。现任英国睡眠测试与咨询服务机构主任查里斯·艾德茨考斯基建议人们，在刚刚开始接触冥思时，可以每晚睡前抽出 10~15 分钟的时间，借助一支燃烧的蜡烛进行冥思。

　　冥思开始前，我们需要进行充分的准备工作。首先，我们需要选择一个足够安静的环境，周围不能有其他光线或声音，不能有多余的人，周围物体的摆放也不能过于杂乱。由于我们冥思是为了睡眠而进行的，所以最适合的地方应该是我们的卧室。如果卧室里很乱，那么就要先将卧室收拾整齐。

然后，我们需要选择一个合适的位置——既能让我们坐下后感到舒适，又能保证蜡烛燃烧时是安全的。有些人认为床是最舒适的地方，想在床上进行冥想。查里斯·艾德茨考斯基非常不赞成这样的做法。他说，床应当作为一个只用于睡觉的场所。此外，在床上燃烧蜡烛也存在着安全隐患。他建议人们选一个沙发垫或抱枕，然后直接坐在地板上，将点燃的蜡烛放在我们面前的地面上。

选择好位置后，我们需要换上一身舒适、宽松的衣服，睡衣是不错的选择，这样冥思之后就可以直接上床睡觉，不需要再换衣服。坐下时，我们不用强制自己像大师一样打坐，只要采用一种连续坐上 10~15 分钟不会感到疲劳的姿势即可。

冥思开始后，我们首先需要放松肩膀，同时目光柔和地凝视蜡烛的火焰。在凝视蜡烛的火焰时，我们需要将视线穿过火焰，看向远处，而不是只盯着火焰看。当我们的视线看向远处后，再渐渐将目光转移到火焰周围的光环上，看它如何升腾成一小团烟雾。看的时候将眼睛稍微眯起来，这样我们就会看到类似日落时的太阳发出的光芒。这种光芒非常柔和，能够让人将它与睡眠联系在一起。

之后，我们可以闭上眼睛，回想刚刚看到的柔光，并在头脑中形成一种平和、安全、治愈性的画面。想象着这些温暖的光束正充满我们的意识，让我们的整个意识都被温暖、柔和所覆盖，然后深呼吸几分钟，让自己的心态完全平静下来。如果此时脑中出现了其他念头，就需要睁开眼，重复之前的过程，直到心情完全平静后，再慢慢睁开眼，将蜡烛吹灭，然后上床睡觉。

当脑中杂思过多时，可以将注意力集中在某一件事物上，缩小关注范围，就可以去除繁杂的信息，最后实现大脑的放松。所以当我们将注意力全部集中在蜡烛的火焰上时，我们就不容易受到杂思的干扰。除了蜡烛的火焰，月亮、羽毛、字母 Z 等能够与睡眠产生联想的东西都可以作为注意力的集中点。只要我们所选择的集中点不与我们的睡眠问题有关，比如记录着我们应该入睡的时间，或者显示着时间的钟表，就都是可以的。

当我们集中注意力观察这一集中点时，我们的脑中会渐渐形成一个清晰的意象，最后细致到每一个细节。当这个意象足够清晰后，我们的注意力就实现了足够的集中，难以被外界的其他信息所干扰。然后，保留这个意象，直到所有的纷扰都归于平静，最后再等这个意象渐渐消失。这样我们的大脑就会暂时出现一片空白，内心也会感到无比的宁静。

艾德茨考斯基提醒大家，虽然从科学的角度分析，人在进入深层冥思的时候，α波在冥思中的运动与其在轻度睡眠中的运动非常接近，而且冥思能够令人产生与睡眠相似的放松，但冥思并不等于睡眠。

如果通过冥思不能令自己放松下来，那么便需要借助一些外界力量了。在西方，催眠是一种比较有效的方法，很多内心焦虑、痛苦的人在医生的催眠下最后都成功摆脱了这些困扰，拥有了良好的睡眠。

从科学角度来看，催眠其实是一种心理暗示。暗示的根本作用在于让自己相信自己可以做到某件事。催眠通过对病人进行暗示，让病人在昏睡时，潜意识中产生一些积极的信息。等到病人清醒后，这些信息便能对他们的感知和行为产生一定的影响。科学家们发现，在失眠患者中，有些人虽然口口声声说自己不吃安眠药就睡不着，但事实上，他们并不是真的需要服用安眠药才能入睡。如果将安眠药换成维生素，然后告诉他们这就是安眠药，那么他们在服下药之后同样能睡得很好。这说明，在他们的心里有"只有吃了安眠药我才能睡觉"或者"不吃安眠药我就睡不着"这样的心理暗示。可见，暗示对人的睡眠是起着很大作用的。

在进行自我暗示时，我们可以先以舒服的姿势躺在地板上，双手自然放在身体两侧，然后将注意力全部集中到呼吸上。当我们感到自己已经陷入地板中时，说明我们已经完全放松了。然后，我们可以凝视天花板上的一个点，做5次深呼吸，一次比一次长，在呼气时心里要想着"我可以睡觉了"。

想象自己正在下楼梯，一边从10数到1，仿佛自己一共走了10级台阶。在这个过程中，让自己越来越放松，直到走进美丽的卧室，躺到舒服的床上，陷入柔软的被褥，同时暗示自己"我睡得好香"。然后，将注意力集中在想象中那个熟睡的自己身上，做深呼吸。

告诉自己"当我数到3，我会醒来，并且感到非常放松，可以去睡觉了"，然后一边数，一边醒来。最后慢慢"起床"回到床上，进入真正的睡眠。

对于不存在精神方面疾病的人来说，可以采用这种心理暗示的方法，让自己相信自己真的可以睡一个好觉，然后进入安稳的睡眠中。但如果精神方面有疾病，则不要擅自尝试这种方法，而是要听取医生的建议。

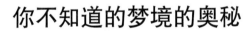

第八章

你不知道的梦境的奥秘

当我们记得我们的梦

　　每个人都做过无数的梦，只不过有些梦我们转眼就忘了，有些梦则能记住很久——哪怕时隔多年仍能记得。就像有些人在花甲或耄耋之年，仍能记得小时候做过的糖果屋的梦，或是生出一对翅膀在天空中飞翔，虽然他们已经不再有当时那种切身的感觉，但仍能记得当时的心情。古时，人们把梦看作是神明的启示，特别是在做了噩梦又能够清晰记得的情况下，他们会认为这是神对他们的警示。他们会时刻小心翼翼，并很容易将生活中遇到的一些困难和问题与噩梦联系起来。如果做的梦是美梦，并且能够在醒来之后清晰地记得，那么他们就会感到高兴，一整天精神饱满，并期待会有好事发生。

　　举个例子，古美索不达米亚的人们曾一度相信，人的灵魂会在睡着之后飞出身体，到处游荡，并看到许多不一样的事情，所以他们认为梦境中所看到的一切都是真实发生的。而当许多人同时做了同样的梦之后，他们就会更加坚信梦中看到的事情正在发生，比如有一些人同时梦见了有敌人正在朝他们攻打过来，便认为真的有敌人要来了，然后整个社会都会陷入恐慌之中。

　　如今，仍然有很多人坚信，梦是对未来的预示。爱丁堡大学的卡罗琳·瓦特博士为了证实这个观点，曾和她的同事进行了这样一个实验：实验前一晚，被测试者需要睡在实验室的床上，并且身上会被缠满脑电图仪器的传感线，一旦脑电图数据显示被测试者的梦已结束，就会有研究人员将其叫醒，请被测试者详细讲出梦的内容，并给予记录。等到记录完成，研究人员会给被测试者看一段随机挑选出的短片，他们希望能够看到影片与被测试者的梦境内容相似，来证明被测试者的梦有预知的功能。

自愿参与这项实验的大约有 20 名志愿者，很多人在看到短片与自己的梦境相似后，确实产生了"我的梦能预测未来"的想法，但随着实验的进行，在连续不断监测了这些志愿者数夜后，研究人员并没有得到足够的证据来证明他们的猜测。实验无果而终。

卡罗琳·瓦特的实验没能证明梦的预测能力，却向我们说明了一点，当一段梦结束时，如果立刻醒来，就可以清晰记住梦的内容。如果梦境还没有结束就被强制唤醒，也能够记住梦的内容。这就好比生活中，有时候我们被噩梦吓得突然醒来，即使努力告诉自己刚刚是在做梦，但梦中的情节和画面还是会不断出现在眼前。

脑电图数据显示，梦通常出现在 REM 睡眠的阶段。如果人在 REM 睡眠阶段被惊醒，梦境被打断，那么记忆就会在大脑里停留较长的时间。但是如果继续睡过去，人进入了深层睡眠阶段，在大脑中负责记忆形成和储存的海马体就会开始消极怠工，人也就难以记得自己做过什么梦。

南非神经心理学家马克·索姆斯曾在早期研究中发现，内侧前额叶皮质和颞部顶骨连接部位与梦境的记忆有密切关系，一旦这两个部位发生损伤，就会导致梦境回忆障碍。2013 年，里昂神经科学研究中心的研究员皮埃林·鲁比进行的实验也证实了这一点。

鲁比与他的研究小组成员们将参与研究的志愿者们分为两个小组：一组为"强梦境回忆者"，他们每星期平均记得 5.2 个梦，共 21 人；另一组为"弱梦境回忆者"，他们每星期平均记得 2 个梦，共 20 人。

之后，他们采用正电子成像技术对 41 位志愿者觉醒和睡眠状态下的自发性大脑活动进行监测，发现"强梦境回忆者"无论在觉醒还是睡眠状态，内侧前额叶皮质和颞部顶骨连接部位都显示出更强的大脑活动。

鲁比等人发现，相同时间里，相比于"弱梦境回忆者"，"强梦境回忆者"容易做更多的梦，而且夜间更容易醒来，次数大约是"弱梦境回忆者"的两倍，还更容易受到声音的影响。鲁比认为，这一特点便是导致"强梦记忆者"更容易记得自己的梦的原因。他说，此实验证实了大脑内侧前额叶皮质和颞部顶骨连接部位能够负责记录梦境，在睡眠中将梦境储存于此，同时由于大脑反应的增强促使人在夜里睡觉时醒来，并在短暂的清醒时间里促进对梦的记忆。但睡着时的大脑无法对新的信息进行储存，只有醒来时才能做到这一点，所以"强梦境记忆者"能够记住更多的梦。

从睡眠质量的角度去看，很明显，"强梦境回忆者"的睡眠质量要弱于"弱梦境记忆者"。记住的梦境越多，说明他们醒来的次数越多。即使只是短暂的，几乎不被察觉到的清醒，也会对睡眠的持续性和稳定性产生一定的影响。所以生活中，这类人才会时常因为做梦过多而感到乏累。但同时，他们的这种睡眠特质也意味着他们可能拥有优于其他人的认知力和洞察力。特别是那些处于梦境中，却能够清晰地意识到自己在做梦的人，认知力和洞察力往往会非常高。

TIPS

美索不达米亚

来源于希腊语，意思是位于底格里斯河和幼发拉底河这两条河之间的陆地。位于今伊朗、伊拉克地区。

开始记录"睡梦日记"吧

虽然记住梦境较多的人可能会感到睡得不解乏,但了解梦境的内容对我们来说是一件非常有用的事。很多时候,我们的梦中隐藏着一些特殊的密码,这些密码不但是解决我们生活问题的关键,还是提升自我的钥匙。

想更好地记住自己做了什么梦,以及梦中的感受,我们可以记录"睡梦日记"。"睡梦日记"主要的目的是记下梦中的内容,从而帮助人们更好地分析梦境。

在记录"睡梦日记"前,要准备一个笔记本和一支笔,将它们放在触手可及的地方。准备就绪后,我们就可以开始记录"睡梦日记"了。

(1)就寝前,打开笔记本,在一张空白页上写下如下内容。

人物:

场景:

情节:

时间:

情感:

其他:

（2）感觉自己马上就要睡着时，告诉自己"我会记住我所做的梦"，并将这一念头在脑中重复三遍。

（3）无论是在睡梦中途醒来，还是清晨醒来，都不要马上睁开眼睛或四处走动，以免清醒得太快无法记住梦境。请继续闭着双眼，仔细回忆睡梦中的每一个细节。对于难以从梦中醒来的人，里查德·怀斯曼建议，可以在睡前多喝水，利用强大的尿意促使自己起夜和早醒。如果这些都不起作用，那就在睡前设一个会在 6 小时后响起的闹钟。

（4）躺在床上尽可能多地回忆梦境中的内容，同时根据之前写下的六要素向自己提问。

人物：梦中出现了哪些人？这些人是我认识的人还是陌生人？这些人身上穿着什么样的衣服？梦中是否出现了一些动物？除了动物，梦中是否还出现了其他非人的生物？

场景：梦境发生在什么地方？是室内还是室外？这个地点是哪里？我是否曾经去过？

情节：梦里发生了哪些事情？都是什么事情？这些事情是按照规律和顺序发展的还是随机出现的？

时间：故事发生在什么时候？是过去、现在、还是将来？梦里的自己是小时候的自己、现在的自己还是未来的自己？

情感：在梦境中，我的感觉如何？是快乐的还是悲伤的？是轻松的还是压抑的？

其他：梦境是彩色的还是黑白的？为什么会做这样的梦？梦境中有没有特殊的象征含义？梦中的一切和我现实生活中经历的是否有关？

（5）睁开眼睛，把刚刚头脑中想到的答案按照类别写在笔记本上。如果感觉文字不足以表达，或者有更好的记录方法（比如画画或画图表），也可以采用其他的方式。

按以上的步骤连续记录两周。也许刚开始并不能详细记录下所有的梦境，这时不用担心或着急，因为这是正常现象。只要有耐心坚持下去，快到两周时，梦境就已能够被清晰完整地记录下来了。

对于科学家来说，完整记下梦境有助于他们从事进一步的研究，对于个人来说，记录下梦境则有助于我们更好地认识自己，了解自己面对的种种问题。特别是对于需要向心理医生寻求帮助的人来说，记录下梦境能够简化许多测试的流程，并且有助于心理医生更好地分析他们的内心世界，找到最恰当的帮助他们的方法。

那些有益我们睡眠的梦

梦境不能真正起到预测未来的作用，却能对人产生一些暗示。虽然很多时候，它呈现出的内容是我们不愿看到的，传递出的情绪是消极的，会令我们感到不适，但事实证明，这些内容反而能对我们的生活产生积极的影响。

心理学家多姆霍夫收集了上万份关于梦的报告，并对这些报告进行了细致分析。他发现，生活中的各种消极情绪会在梦中变大。报告显示，在人们的梦境中，大约 80% 的内容包含消极负面的情绪，令人在梦中感到压抑、焦虑和恐惧。

在睡梦中感到消极并不是让人舒服的事，然而一些睡眠学家却认为，这些负面的情绪对人有益，并称梦境为人们的"夜间治疗师"。按照这些睡眠学家的观点，人们反复在睡梦中感受到痛苦、压抑、焦虑后，会对相似的情感产生免疫力，当生活中真正遇到类似的情感，就不会感到特别痛苦。

为了验证猜测，睡眠学家们邀请到多位志愿者，对这些志愿者进行测试。首先，他们请志愿者们观看一部带有解剖画面的影片，然后将志愿者分为两组，一组可以在睡眠实验室中好好睡一觉，另一组则会在每次开始做完梦后被强制唤醒。第二天，他们请这两组志愿者观看了与前一天同样的影片，然后问这些人感觉如何。一夜安睡的志愿者们都表示看影片时心里仍然非常压抑，而做梦的志愿者们则表示没有第一次看时那么压抑了。

拉什大学医学中心的睡眠科学家罗莎琳·卡特赖也进行过类似的实验。不同的是，她邀请到的志愿者们都是患有抑郁症的离婚女性。实验的过程与上面的相似——都是在志愿者刚刚开始做梦时叫醒她们。不同之处在于，她会请她们描述梦中出现的事物，并进行记录。实验持续了数日之后，志愿者们也都回到了各自的生活。之后，研究人员将所有人的记录按照梦中情绪化的程度，以及是否梦见了她们的前夫进行分类。一年后，研究人员再次联系她们，询问她们的抑郁症是否有好转。结果显示，经常梦到之前的感情和前夫的女性已经从抑郁的状态中恢复了过来。

上面两个实验证明了梦有释放压抑情绪的功能，但并不说明梦做得越多越好。研究证明，抑郁症患者们整夜都在做梦，梦境既长又频繁，令他们无法享受足够的深层睡眠，所以抑郁症患者才会经常感到睡不好，睡醒之后也十分疲惫。

梦中出现的消极情绪与我们的日常生活有关。多姆霍夫在分析报告时发现，虽然很多人都表示对怪诞的梦印象深刻，并认为所有的梦都是不现实的，但是在记录他们梦境的报告中，有80%的梦中场景都接近生活中的普通场景。人们梦中的内容大多为自己亲身经历了某事或看见某事发生，在人们梦到的人中，朋友出现的概率约为50%，家人出现的概率为20%，至于其他人，即使是崇拜的明星或某一领域的知名人物，也大多只是走个过场就消失了。那些白天几乎只待在办公室里的人，梦中的场景也大多是办公室或与办公室相关的；刚刚去海边过了几周假期的人，梦中则会经常出现海滩、阳光等场景；参加过越战的老兵在梦中时常会看到炮火连天的场景。这说明生活环境和日常经历都会投射在梦中，对梦的内容产生影响。

20 世纪 60 年代，斯坦福大学医学院的睡眠研究员、睡眠科学家威廉·德门特经历过一次梦的警示。当时，他抽烟很严重，每天都要抽两包烟，虽然他十分清楚抽烟的害处，却一直没有下定决心戒烟。直到有一天，他做了一个梦，梦见自己咳出了血去了医院，医生告诉他，他的两个肺都发生了癌变，已经无药可治。马上就要到来的死亡让他心中十分恐慌，此时他终于意识到自己的坏习惯已经对身体造成了多么无可挽回的影响，他的心中充满了悔恨和自责。这种强大的压力和深度的抑郁把他从梦中唤醒。当他确定一切只是梦境后，松了一口气，但同时也开始反思。他开始担心自己如果不戒烟，梦中的事情就会真的发生。于是，他再也没抽过一根烟。

受到许多相似案例的启发和鼓舞，许多睡眠学家开始猜测，是否可以通过对梦境的分析来找到人们心中的症结，帮助人们正视精神上的创伤，摆脱心理阴影。心理医生们也开始将梦境作为寻找求诊者根本症结的突破口。

在一次实验中，心理学博士克拉拉·希尔请志愿者们尽可能详细描述一个近期内做过的特别难忘的梦，然后由心理分析师引导他们将这些梦的内容与现实生活联系起来。实验结束后，这些志愿者都表示自己在梦境治疗的过程中得到了许多启示，一直困扰自己的问题也得到了解决。

利用梦境来解决生活中的问题

　　无论梦境看起来多么荒诞，多么光怪陆离，它们都与我们的现实世界有着必然的联系。睡眠学家们针对梦境对现实世界的影响进行了多项研究，并得到了充足的证据和经验证明这一事实。他们指出，对梦境进行准确分析有益于解决人们生活中遇到的各种问题。为此，威廉·德门曾招募了500名志愿者，请他们看一些由他精挑细选出的具有极强迷惑性的问题。他让其中的250人在早上看问题，然后要求他们在晚上给出答案；让另250人在睡前看问题，然后要求他们在第二天清晨给出答案。结果正如他所料，那些晚上看问题，隔天早上再给出答案的人得分更高，并且这些人都表示他们在睡着时做了与问题内容相关的梦。

　　在威廉·德门之后，欧美一些睡眠科学家丹尼斯·蔡、格雷戈里·怀特、萨拉·梅德尼克等人也进行了一系列类似的实验，结果都证明那些看完问题就去睡觉的人比一直保持清醒的人更好地解决了被要求解决的问题。

　　想要借助梦境解决生活中的问题，里查德·怀斯曼建议我们采用这样的方式：睡前在纸上简要写下自己想要解决的问题，将纸、笔以及一个手电筒放在床头触手可及的位置（床头柜或枕边）；如果能找出与问题相关的物件，将它们一并放在床头；躺在床上，想象自己正在梦境中思考这一问题，并在梦中找到了解决办法，记录在了纸上；在快要入睡时，暗示自己希望梦见这一问题并得到解决的方法；如果夜里醒来，要快速记下梦到的内容，然后再次入睡，可重复多次；清晨醒来后，不要立刻起床，而是躺在床上回忆梦境，如果有能记得的梦境，先记下它的主旨，并在脑海中想象这些内容；一周后，再次对梦境及梦境中的问题和意象进行回顾，从中找出能够给人启示的部分。

对于很多人来说，在睡梦中突然醒来是件痛苦的事，然而对于一些作家来说，这种经历却是他们得到灵感的极佳途径。突然醒来，记下梦境中那些千奇百怪的经历和场景，再将它们编辑成完整的故事，对作家来说是件兴奋的事情。《化身博士》的作者——英国著名作家罗伯特·路易斯·斯蒂文森就十分享受自己夜惊的经历，并对人称，他每天夜里躺下时，所期待的都不是娱乐消遣，而是寻找故事。

和罗伯特一样，曾从梦境中寻找到丰富灵感的作家还有斯蒂芬·金、沃尔特·司各特、斯蒂芬妮·梅尔、夏洛蒂·勃朗特等。此外，一些作曲家，如朱塞佩·塔蒂尼、保罗·麦卡特尼等，也曾从梦境中获得作曲的灵感，写下了传世经典的曲子。

事实上，梦境的作用不仅限于帮助人们解决已知的问题，哪怕在生活中尚未意识到的问题，也可以在梦中找到答案。它甚至可以帮我们在左右为难时更加明确地看到我们的内心，抛开种种外界因素，做出真正符合自己愿望的决定。

弗兰克曾是垒球队的一员，后来因为担心垒球训练会影响自己的学习，便从垒球队退出了。退队后，他仍然十分喜爱垒球，于是经常去看垒球比赛。他也曾考虑过要不要归队，但心中的种种顾虑一直影响着他，让他下不了决心。之后，纠结万分的弗兰克作为志愿者参加了一项有关梦境的研究。在这期间，他发现自己经常会做一个同样的梦。在梦里，他的面前总是飘浮着许多帐篷，无论他怎么努力，都无法看清帐篷里发生了什么。弗兰克感到非常难受，这时他突然想到"一个观望者远非行动者"这句话，并恍然大悟。研究结束一周后，他做出了重返球队的决定。而自他返回球队后，他再也没有做过那样的梦。类似的还有这样一个故事，玛丽打算在大学毕业后继续进修，但是在选择专业时，她有些犹豫。临床医学或工业心理学都是她想要申请的专业，并且两个专业都有学校向她发来了邀请。后来，她做了一个梦，在梦里，她所乘坐的飞机因引擎故障需要紧急迫降，她提议降落在马萨诸塞州，飞行员却告诉她再西行一段会更加安全。梦醒后，玛丽意识到自己真实的想法是不想离家太近，于是最终她接受了离家较远的学校的邀请。

在梦境中解决未知问题的前提是，我们需要掌握正确有效的对梦境进行解析的方法。在进行梦境解析时，我们可以遵循以下三个步骤。

第一步：回忆梦境中都发生了什么，并以第一人称将这些内容描述出来，比如"我看到……""我发现……""我记得……"等。描述时不要太在意自己对梦境的感受，直到完整地描述出整段故事后，再从一堆描述情感的词语中，挑出能够最恰当体现做梦时感受的词语。在这个步骤的最后，思考梦境是否与现实生活中的事情——包括曾经发生过的和正在发生着的或一直思考的事情相关。

第二步：假设梦境有一定的含义，并找到其中的隐藏信息，比如是否在暗示生活、事业、人际交往等方面存在问题。

第三步：想象一下，如果可以控制梦境，会对已有的梦境进行哪些改变，然后再思考一下改变后的梦境是否对现实生活有所启示。

很多人表示，当他们完成这三个步骤后，基本上都找到了隐藏在内心令自己困扰的问题，并找到了解决方法。然而由于这种方法消耗的时间太久，也有很多人因为没有足够的时间，无法仔细回忆和思考梦境，而不得不中途放弃。为了简化流程，更便于人们的实际操作，安大略省的心理学家特雷莎·德西克想出了一种更加简便的方法——讲故事法。

讲故事法包括六步。

第一步：用尽可能多的短语或短句记录下梦境。

第二步：对短语或短句中你认为重要的部分进行标注。

第三步：制作一个两列图表，在左侧一列依次填入你标注为重要的部分。

第四步：在图表右侧一列填入与左侧内容对应的，你最先联想出的一至两个相关词语。

第五步：用右侧一列的内容按出现顺序编一个小故事，并确保这个故事有意义。

第六步：仔细阅读编好的故事，并将它联系实际生活，思考这个故事是否为你带来了与生活相关的启示，并将获得的启示记录下来。

讲故事法的优点在于它可以缩短回忆的时间，简化回忆的流程。我们不需要一边回忆，一边将大脑中的信息进行整理和思考，而是只要将一些关键信息列出，再将信息进一步筛选，得到最简明、最精确的信息要素即可。两列的图表可以帮助我们更好地进行信息归纳，让所有信息一目了然，此时即使我们暂时有事不得不中断流程，也不至于忘记梦境中的信息，以及我们需要深入整理的信息。

当我们能够熟练运用上述的方法来分析我们的梦境，就能更好地认清现实中一直困扰我们的事，我们的生活也会因此而大不一样。

学会控制我们的梦

你是否有这样的经历，明明在做梦，却感觉自己非常清醒，并且能够清楚地意识到自己正在做梦？或者，你能够在梦境中产生真实的感受，好像真的经历着梦中发生的事情一样？

斯坦福大学教授斯蒂芬·拉伯格小时候就曾有过这样的经历。有段时间，他每周都会去看一部冒险电影。一天夜里，他梦见自己成了一名能够在海底屏气的海盗，并经历了一场海底冒险。他通过自己的想象，说服自己一次又一次进入同样的梦境，并发现自己在梦中是清醒的，不但可以控制自己的行为，还可以通过自己的意识控制梦境，这让他对梦境产生了好奇。长大后，他申请了斯坦福大学博士学位，决定专门研究这种现象，他主张控制梦境可以帮助人们在梦中实现自己的幻想。如今，这种现象被睡眠科学家称为"清醒梦"。

很多时候，人们一旦意识到自己在做"清醒梦"，就会感到非常兴奋，然后醒来。研究人员对志愿者们进行的记录中也显示，"清醒梦"通常不会持续太久，只有2分钟左右，而且常常发生在清晨。在"清醒梦"中，人们见到的人大多是一些陌生人，有时还会从这些陌生人的口中听到一些自己从未听过也不明白什么意思，却在现实世界中有实际意义的词语。也有一些志愿者称，他们在梦中找到了许多平日里想不到的，提高自身爱好或技能的方法，并应用在现实生活中，结果证明有效。

1978 年 1 月，斯蒂芬·拉伯格在实验中找到了"清醒梦"存在的证据，他十分兴奋。这说明梦可以通过个人意识或外界干扰而产生变化。在这之后，他进行了更多的实验和测试，致力于开发出各种方法以帮助人们做"清醒梦"，以便人们能在梦中有更好的体验。"清醒梦"的发现意味着人们终于找到了控制梦境的突破口。

事实上，早在几个世纪以前，就有人希望能够控制自己的梦境，并进行过一些尝试。因为一旦梦境可控，那么噩梦就可以被消除，人们的睡眠质量也能因此得到显著的提升。然而由于当时的科学技术不发达，这些尝试都失败了。斯蒂芬·拉伯格和许多睡眠科学家一同开发了多种做"清醒梦"的方法，比如每天睡觉前准备好笔和本子，将它们放在床头，然后告诉自己"我希望能够在梦境结束时醒来，并能在醒来后记住我在梦里经历了什么"。如果真的在梦境结束时醒来，并且确实记住了梦境，就将梦境的内容记在本子上，然后再试图回到刚才的梦境。这一次，我们需要让自己在梦中清楚地意识到自己在做梦，并通过一些现实生活中不会发生的事情证实自己在做梦。这样，发生"清醒梦"的可能性就会增加。

19 世纪，法国一位名为德埃尔韦·圣德尼的学者花了 20 年的时间来研究梦境，并写下了《梦境和引导梦境的方法》一书。他认为，如果没有在清醒时亲身经历过某些事，那么无论在睡着时有多么努力让自己去做这件事，都无法取得成功。比如他在"清醒梦"中曾努力让自己自杀，但因为他在现实生活中不曾有过自杀的经历，所以他一直没能在梦境中自杀成功。他提出，要想在梦中获得愉快的体验，可以在清醒状态时多积累一些能够让情绪愉悦的经历，同时闻一些特别的、好闻的气味。

人的嗅觉是十分敏感的，即使处于睡眠状态，也能闻到周围的气味，并会在梦中有所反映。19 世纪中叶，英国将军威廉·斯利曼奉命去镇压一支暴力社团。途中，他和妻子露营了几晚。一天晚上，他的妻子突然被噩梦惊醒，称梦见了许多尸体，并要求换个地方扎营。威廉·斯利曼将军移动帐篷时，闻到了一些奇怪的气味。于是他挖开了地面，发现地下竟然埋着 14 具分解的尸体，奇怪的气味正是尸体发出来的。

在人的五感中，嗅觉系统是唯一能够在睡眠状态下也会正常运作的。所以想要对睡眠中的人产生影响，最便捷的途径就是用气味渲染氛围。比如白天经历愉悦的事时，让自己有意识地去闻玫瑰的香味，那么在入睡时，在卧室里点一盏玫瑰味的香薰灯，或者放一些玫瑰花，入睡后就会因为闻到了玫瑰的香味而想起白天的愉悦心情，然后梦见愉快的事情。如果白天感到愉悦时没有特意让自己去闻某种气味，睡眠时闻一些香气柔和的味道也能帮助人们做个好梦。

梦境也会受到环境的影响。许多睡眠科学家提议，想要做愉悦的梦，可以改善睡眠时的环境。1899 年，莱昂纳多·康宁发明出了一台"做梦机"，其目的就是通过机器营造出能够让人产生美好梦境的声音，帮助被噩梦困扰的人摆脱其折磨。然而，这一发明存在着很大的局限性，首先是设备不太方便使用，其次是这个设备并不能识别出睡眠状态，无法在最适当的时候响起。

人们希望获得控制梦境的能力，一方面是希望能够借此获得更美好的梦，另一方面则是希望能够消除噩梦的困扰。据统计，大约90% 的人每个月至少会做一次噩梦，大约 3% 的儿童和成年人称他们经常被噩梦困扰。经常做噩梦使人感到疲倦，精神不足，注意力不集中。所以，如果掌握了控制梦境的办法，就有机会消除这些噩梦，让睡眠质量变得更好。

睡眠专家巴里·克拉科几乎花费了毕生精力，研发出了一种"想象操练治疗"，该治疗包括三个阶段：第一阶段，我们需要选出一段具体的不愉快的梦境或噩梦，以第一人称描述出尽可能多的细节；第二阶段，我们需要思考如何改变这一梦境，同样以第一人称去编写一个更愉快的版本；第三阶段，我们需要按照新的版本将梦境重新编排，试图让梦境变得生动，但是不要去想正在发生的事。实验证明，90%的志愿者在完成三个阶段的治疗后，即使噩梦再次出现，之后的情节也会按照新的剧本展开，不会再充满恐怖。

如果需要控制梦境的对象是孩子，就要换一种方式。里查德·怀斯曼建议，孩子被噩梦惊醒后，不要立刻和他谈论噩梦的情节，而是先给他安慰，让他觉得噩梦只是偶然发生的事。等到第二天，孩子的情绪平复后，再让他通过一些能够展现噩梦梦境的画或模型来将噩梦的内容表现出来。

如果孩子在梦里看见了怪兽，并且对此产生了极大的恐惧，我们可以建议他在画中给怪兽加上一个笼子，或者一条锁链，也可以建议他在自己的手中画一枚盾牌，让他在这个场景中能够得到保护。当孩子说想要杀死怪兽时，不要表示赞同，否则很容易使孩子倾向用暴力解决问题。要鼓励孩子去理解怪兽，与怪兽沟通，最后让怪兽自愿放弃攻击。

最后，我们可以让孩子以画画或做模型的方式展开一个更加美好的梦境，然后鼓励孩子多排练几遍这个新梦境。当新梦境在孩子的脑中形成印象后，他们就不会再做噩梦，或者能够让噩梦的结局变愉快。

控制梦境时也有这样的例外，就是当人们感到特别焦虑或担忧时，越是想要赶走噩梦，越容易陷入噩梦之中。这在心理学上被称为"反弹效应"。比如，很多人在失恋后拼命告诉自己不要再想念某个人，脑子里却不断出现那个人的样子。哈佛大学心理学家丹尼尔·韦格纳说，出现这种情况是因为人们在试图将一个想法移除时，脑子里反而会不断提醒自己这个想法，以至于让这个想法越来越清晰。面对这样的情况，最好的办法是面对。不要在入睡前努力回避焦虑和担忧，接受它们的存在，并任由它们在脑海中自由流动，直到它们的存在感越来越弱，渐渐从意识中溜走。这样，就可以拥有更好的梦境了。

捧读文化
触及身心的阅读

全国总经销

出 品 人　张进步　程　碧

特约编辑　师明月
封面设计　仙境设计
内文排版　张晓冉